DU TOUCHER

CONSIDÉRÉ

SOUS LE RAPPORT DES ACCOUCHEMENTS,

PAR P. MAIGNE,

DOCTEUR EN MÉDECINE,

MÉDECIN DU COLLÉGE ROYAL DE SAINT-LOUIS,
MÉDECIN EN CHEF HONORAIRE DES HOSPICES DE MANTES (SEINE-ET-OISE),
MEMBRE DE LA LÉGION-D'HONNEUR.

PARIS.

FERRA, LIBRAIRE-ÉDITEUR,
RUE DES GRANDS-AUGUSTINS, N° 16.

1839.

DU TOUCHER.

IMPRIMERIE DE TERZUOLO,
rue Madame, n° 30.

DU TOUCHER

CONSIDÉRÉ

SOUS LE RAPPORT DES ACCOUCHEMENTS,

PAR P. MAIGNE,

DOCTEUR EN MÉDECINE,

MÉDECIN DU COLLÉGE ROYAL DE SAINT-LOUIS,
MÉDECIN EN CHEF HONORAIRE DES HOSPICES DE MANTES (SEINE-ET-OISE),
MEMBRE DE LA LÉGION-D'HONNEUR.

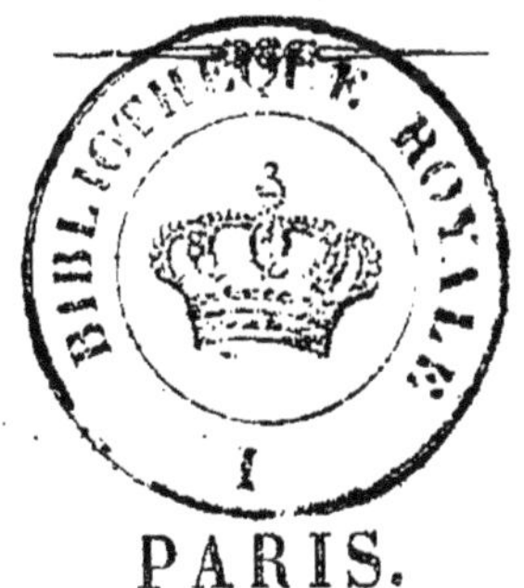

PARIS.

FERRA, LIBRAIRE-ÉDITEUR,
RUE DES GRANDS-AUGUSTINS, N° 16.

1839.

AVANT-PROPOS.

En venant aujourd'hui traiter, d'une manière que je crois nouvelle, la partie la plus importante de l'art des accouchements, *le toucher*, je dois compte au lecteur des motifs qui m'ont conduit à renoncer à l'ancienne méthode, et à lui substituer un nouveau mode d'enseignement.

Lorsqu'on réfléchit sur les immenses progrès qu'ont faits dans ces dernières années toutes les autres branches de la médecine, on peut s'étonner à bon droit de ce que l'étude du toucher, si nécessaire à l'accoucheur, soit encore aujourd'hui si négligée. Où faut-il chercher la cause de cette indifférence? à quel motif peut-on l'attribuer? Ce ne sont point les hommes de talent qui ont manqué à la science : en France, comme à l'étranger, on en pourrait citer un grand nombre. Le mal est ailleurs, il est dans la nature même de cette étude qui semble s'opposer à ses progrès.

Naguère encore, le toucher tel qu'il se pratique dans les cours publics ou particuliers, n'était qu'une affaire de routine. La méthode vicieuse que l'on y suivait s'était transmise depuis longues années, et personne ne paraissait soupçonner qu'il fût possible de lui en substituer une autre.

Ainsi restait stationnaire et comme abandonné l'enseignement de cette partie si essentielle de l'art des accouchements; résultat déplorable et pour l'honneur du corps enseignant, et pour la sécurité des familles! car on pourrait affirmer, sans crainte de se tromper, que chaque année il ne sortait pas de nos écoles quinze jeunes gens capables d'apprécier par le toucher l'état pathologique des organes sexuels d'une femme, de déterminer les diverses époques de la grossesse, enfin de porter un diagnostic certain sur les affections maladives qui peuvent atteindre l'utérus.

Lorsque j'étais élève en médecine, j'ai suivi des cours d'accouchements chez un professeur fort distingué. Après les deux premiers, j'ignorais encore ce que c'était que le toucher. Ne pouvant m'expliquer ce défaut de progrès, et loin de l'attribuer aux vices de l'enseignement, je m'exagérais les difficultés de cette étude. Ayant obtenu en 1808 une place d'interne à l'hospice de la Maternité, les occasions de toucher devinrent pour moi si fréquentes, qu'au bout de quelques mois, je pus reconnaître les diverses époques de la grossesse chez les femmes soumises à mon investigation. Bientôt j'acquis assez d'habitude pour me rendre un compte exact des changements que subissait le col utérin ou l'utérus lui-même, soit pendant le cours de la grossesse, soit pendant le travail de l'enfantement, et de là marche que suit la nature en ramenant par degrés cet organe à son état normal; il me restait à étudier et à reconnaître les divers états pathologiques de la matrice: une pratique de près de trente ans m'a permis d'arriver à ce résultat.

Lorsque j'ai commencé à professer les accouchements, j'ai senti le besoin d'épargner aux élèves les difficultés que j'avais éprouvées moi-même; j'ai été conduit à adopter une méthode d'enseignement qui m'a paru rationnelle. Une expérience de plusieurs années m'en a démontré l'efficacité ; je ne saurais sur ce point invoquer un témoignage plus sûr et plus désintéressé que celui des nombreux élèves qui ont suivi mes leçons. Cette méthode, d'une extrême simplicité, consiste à guider l'élève pendant le toucher, à lui faire remarquer l'état dans lequel se trouve chacune des parties qu'il explore, à l'interroger en même temps sur ce qu'il a dû reconnaître, afin d'exciter son attention, et de tenir son esprit en haleine. Ces questions auxquelles il est obligé de chercher une réponse sur la nature même, stimulent son amour-propre, et ce moyen n'est pas le moins puissant pour l'amener en peu de temps à toucher avec intelligence et succès. Enfin, lorsque tous les élèves présents ont subi la même épreuve, le professeur, qui a touché le premier, mais sans communiquer le résultat de son investigation, fait une leçon clinique sur l'état des organes sexuels de la femme qui vient d'être soumise à cet examen.

Un exemple fera mieux saisir la manière dont je comprends et dont je fais cette clinique.

L'observation qui va suivre a été prise sur une femme qui s'est présentée à mon amphithéâtre.

v

« La nommée Félicité est âgée de trente-sept ans,
» d'une constitution robuste, d'un tempérament bi-
» lioso-sanguin.

» Parties externes de la génération :

» Les grandes lèvres sont aplaties dans toute
» leur étendue; le bord libre est légèrement arron-
» di, le tissu en est résistant; les petites lèvres sont
» peu développées et très-minces; le méat urinaire
» est saillant; boursoufflé; le canal de l'urètre est
» très-marqué dans toute son étendue.

» La fourchette est complétement déchirée; à l'en-
» droit qu'elle occupait, on trouve de légères inéga-
» lités; l'entrée du vagin est large, elle présente en
» arrière un bourrelet assez épais; la muqueuse de ce
» canal est molle et humide; les rides en sont pres-
» que entièrement effacées.

» Le doigt explorateur, porté en arrière et en
» haut, ne peut atteindre l'angle sacro-vertébral.

» L'excavation du bassin, explorée dans tous les
» sens, ainsi que le détroit inférieur, sont dans les
» conditions normales. Le plancher du bassin est
» épais et résistant; le rectum et la vessie ne pré-
» sentent rien de particulier.

» Le doigt, porté horizontalement en suivant la
» paroi antérieure du vagin, rencontre à deux pou-
» ces un quart de profondeur, vers le centre de l'ex-
» cavation du bassin, le col utérin à peu près au ni-
» veau de l'arcade du pubis; en contournant à plu-
» sieurs reprises ce col, on remarque qu'il a quatre
» lignes et demie de longueur en arrière, trois en
» avant, à peu près autant sur les parties latérales.
» Sa grosseur est celle d'un corps de forme conoïde
» qui aurait de dix à douze lignes de diamètre; le tissu
» de cet organe offre la résistance qu'on rencontre
» dans l'état naturel.

» *Museau de tanche.* Sa surface présente de huit à
» neuf lignes de diamètre.

» La lèvre antérieure est un peu plus longue et
plus volumineuse que la postérieure; la muqueuse
» qui la recouvre est lisse; la ligne de séparation est
» très-prononcée; l'ouverture du museau est aplatie
» d'avant en arrière; elle a transversalement de six
» à sept lignes d'étendue. Cette ouverture présente
» à côté de chacune des commissures, sur la lèvre
» postérieure, une petite éminence en forme de tu-
» bercule.

» En appliquant la main gauche sur l'abdomen,
» on sent que la peau qui le recouvre est mobile sur

» les muscles correspondants ; la laxité du tissu cel-
» lulaire sous-jacent occasionne ce phénomène. On
» reconnaît aussi des rides qui le sillonnent dans
» tous les sens, et qui, partant du nombril, se prolon-
» gent jusqu'aux aînes. La ligne blanche a deux pou-
» ces environ d'écartement vers son milieu ; cet
» élargissement commence un peu au-dessous de la
» région ombilicale, et diminue sensiblement à me-
» sure qu'on approche des pubis. Si de la même
» main on appuie sur la région hypogastrique en
» poussant avec la pointe des doigts en arrière et
» en bas, et que de la main droite on soulève l'uté-
» rus avec le doigt explorateur, on sent le bas-fond
» de ce viscère, et l'on peut apprécier son diamètre
» vertical, dont l'étendue est d'environ deux pouces
» et demi. Le bas-fond correspond au niveau de
» l'angle sacro-vertébral. Ce viscère, dans son ensem-
» ble, est léger et mobile ; il exécute facilement les
» mouvements qu'on lui imprime dans tous les sens.

» Enfin, en soulevant avec le doigt explorateur
» la paroi postérieure du vagin dans la partie qui
» forme cul-de-sac, on remarque que la portion du
» col placée au-dessus de l'insertion de ce canal n'est
» ni volumineuse ni évasée ; même disposition à la
» partie antérieure.

» A l'aide de ces données, trois questions doivent

» être résolues : 1°. Cette femme a-t-elle fait des en-
» fants? 2°. A-t-elle dû accoucher heureusement?
» 3°. Est-elle enceinte?

» Sur la première question, peu de mots suffiront
» après les détails qui précèdent. Le méat urinaire
» est saillant, la fourchette est déchirée, l'entrée du
» vagin est large. Or, par le fait seul de la grossesse
» arrivée à son terme, le méat urinaire se boursouf-
» fle pour ne jamais revenir à son état primitif. L'u-
» térus, chargé du produit de la conception, pèse sur
» la vessie et amène ce résultat. Le passage de la tête
» de l'enfant à travers le vagin explique la dé-
» chirure de la fourchette et l'agrandissement de
» l'entrée de ce canal; l'abus des plaisirs vénériens,
» lorsqu'il n'y a pas eu d'accouchement, ne laisse
» pas de pareilles traces. Ce sont là des faits con-
» firmés chaque jour par l'expérience. Le col uté-
» rin nous fournit d'autres indices non moins cer-
» tains : chez la femme qui n'a point fait d'enfants la
» partie vaginale de l'utérus a de sept à huit lignes
» de longueur; elle est fusiforme, le museau de
» tanche est étroit; la pulpe du doigt le recouvre en
» entier; les lèvres sont très-peu marquées, la li-
» gne de séparation qui existe entre elles est à peine
» sensible; l'ouverture est petite et arrondie.

» Or, chez la femme qui vient d'être examinée, le

» col est court et gros ; l'ouverture, aplatie d'avant en
» arrière, a plus de six lignes transversalement. Les
» lèvres sont grosses, la ligne de séparation profonde ;
» les petits tubercules qu'on y rencontre sont la
» trace des déchirures qui ont eu lieu au moment
» du passage de la tête de l'enfant. Cette femme est
» donc accouchée ; le doute n'est pas possible sur ce
» premier point.

» L'état de la paroi abdominale fournit à l'appui
» de cette opinion de nouvelles preuves, telles que
» l'écartement de la ligne blanche, les rides nom-
» breuses et entrecroisées qui sillonnent la peau en
» sens contraire, et la mobilité de ce tissu sur les
» muscles sous-jacents.

» La santé florissante de la femme éloigne toute
» idée d'anciennes maladies, telles qu'une hydropisie
» ascite, ou un amaigrissement survenu à la suite d'une
» obésité considérable. L'une ou l'autre de ces deux
» affections, si elle avait existé, aurait pu laisser sur
» la paroi abdominale des traces à peu près sembla-
» bles à celles que l'on rencontre après la grossesse à
» terme. Mais la femme qui fait le sujet de cette obser-
» vation n'a éprouvé aucune maladie ; elle a été con-
» stamment d'un embompoint ordinaire : l'état de
» la paroi abdominale est le résultat, à n'en pas dou-
» ter, de la gestation.

» Toutes ces circonstances réunies nous amènent
» à conclure que cette femme est accouchée au moins
» une fois et d'un enfant à terme ; car une fausse
» couche survenue dans les premiers mois de la
» grossesse ne laisserait pas des traces aussi sen-
» sibles.

» Cette femme a-t-elle dû accoucher heureuse-
» ment ?

» Le bassin et les parties génitales sont dans l'état
» normal. L'accouchement a donc pu s'opérer na-
» turellement. En supposant qu'il soit survenu des
» accidents pendant le travail, ils se rattachaient
» à des causes d'une autre nature et tout-à-fait en
» dehors de la question qui nous occupe.

» Cette femme est-elle enceinte ?

» Cette dernière question est aussi facile à résou-
» dre que les deux premières.

» Tant que le ballottement et les mouvements ac-
» tifs de l'enfant ne se font pas sentir, on ne peut
» affirmer avec une entière certitude l'existence de
» la grossesse. Le souffle placentaire est un signe il-
» lusoire dans un grand nombre de cas : les mouve-

» ments du cœur chez le fœtus sont rarement appré-
» ciables avant l'époque où la femme sent remuer.
» C'est alors seulement que l'accoucheur peut en tirer
» parti : tant que les signes pathognomoniques ne sont
» pas assez caractérisés, tant que les changements
» survenus dans l'ensemble de l'économie ne sont
» pas assez nombreux, assez tranchés, il y aurait lé-
» gèreté de la part de l'accoucheur à se prononcer
» d'une manière trop positive.

» Ainsi, chez la femme qui vient d'être soumise
» au toucher, l'utérus n'a éprouvé aucun change-
» ment notable sous le rapport de la grossesse. Nous
» l'avons trouvé léger et mobile ; le col et le museau
» de tanche ne nous ont présenté aucune modifica-
» tion. Sans aller plus loin, sans entrer dans d'au-
» tres détails, inutiles quant à présent, mais sur les-
» quels nous reviendrons en temps et lieu, nous
» pensons que cette femme n'est point enceinte. Au-
» cun indice matériel ne peut nous le faire soupçon-
» ner ; et, dans l'état actuel de la science, on ne
» saurait rien nous demander de plus. »

La femme, consultée par nous, *mais seulement
après la clinique*, a déclaré être accouchée trois fois,
sans accident, et n'être point enceinte.

J'ai dû supprimer ici plusieurs petits détails que

comporte la leçon orale, mais que n'admettrait pas la discussion écrite.

Tous les jours et pendant toute la durée de chacun de mes cours, je faisais ainsi, avant la leçon d'accouchements, une clinique dont les développements variaient selon l'état dans lequel se trouvait la femme soumise au toucher. Grâce à ce procédé, les élèves arrivaient promptement à reconnaître tout ce qu'il est important de constater par le toucher. A la fin d'un cours complet la plupart étaient en état de répondre à toutes les questions qui leur étaient adressées. Je ne dois pas oublier de dire qu'il était accordé à chacun d'eux cinq minutes pour explorer les organes sexuels de la femme.

Il y a peu de temps encore, les élèves, dans les cours d'accouchements, n'étaient admis à toucher que deux ou trois fois par semaine. Le professeur exposait rapidement ce qu'il avait observé de plus intéressant sur la femme, puis il se retirait, du moins le plus souvent, et les élèves, sans guide et livrés à eux-mêmes, touchaient à la hâte sous la surveillance d'un prosecteur sans expérience. De la sorte, n'ayant ni les conseils du maître, ni le temps nécessaire pour se rendre compte des sensations qui leur étaient transmises par le tact, il leur était impossible de rien distinguer, et de tirer aucun profit de pareils exercices. Les vices d'une méthode aussi peu rationnelle sont trop évidents pour qu'il faille insister sur ce point.

Pour moi, je m'étais fait une règle de donner aux élèves le temps convenable pour observer, de les guider dans leurs recherches, soit par d'utiles indications, soit par des questions adressées à propos. Jamais je ne leur faisais toucher plusieurs femmes dans la même séance, afin d'éviter la diversité et par suite la confusion dans les sensations. Puis, tandis que leurs souvenirs étaient encore récents et leurs idées nettes, je leur faisais une clinique détaillée. Il est facile dès lors de s'expliquer la rapidité de leurs progrès.

Pour faire un cours d'accouchements d'après la méthode que je viens d'indiquer, il faut beaucoup de temps et de patience : aussi la marche que j'ai suivie trouvera sans doute peu d'imitateurs; car, à Paris surtout, on est avare du temps, ce bien si précieux qui nous échappe si vite.

Cependant, je le dis avec la conviction la plus profonde, tant que la routine prévaudra, tant qu'elle n'entrera pas dans une voie meilleure, la France n'aura qu'un très-petit nombre d'accoucheurs ha-

biles, qu'elle devra au hasard et non à l'enseignement. Il est triste d'avoir à constater combien sont
faibles sur cette partie les jeunes médecins qui se
répandent dans nos provinces, et de voir la vie des
femmes confiée à des mains si peu exercées.

Une réforme sur ce point est donc à désirer : elle
serait d'autant plus facile, qu'à Paris les moyens
d'observer se multiplient chaque jour, et d'autant
plus utile que la science du toucher une fois acquise, l'étude de l'obstétrique n'offre plus aucun
obstacle.

J'aurais pu placer ici l'histoire du toucher et signaler les progrès qu'a faits jusqu'à nos jours l'é-
tude de cette partie si importante de l'art des accouchements. Mais ce travail n'aurait offert que peu
d'intérêt, et ma tâche se serait bornée à reproduire
des vues et des considérations générales ; car jusqu'ici personne n'avait songé à appliquer la clinique
au toucher. C'est ce qui explique l'état peu avancé
de cette branche des études médicales.

Le praticien ne peut tirer aucun profit des généralités vagues que renferment les livres sur la partie qui nous occupe. L'étude des faits et des détails
qui s'y rattachent est la plus importante ; c'est par
là qu'il faut commencer, car ce sont les faits par-

ticuliers qui doivent élever l'esprit aux idées générales. Voir beaucoup et bien observer, en un mot étudier la nature sur elle-même, et non pas seulement dans les livres, tel est le secret bien simple à l'aide duquel chacun peut se frayer la voie des succès.

DU TOUCHER.

Le toucher, considéré sous le point de vue relatif aux accouchements, est l'art de constater l'état des diverses parties molles et dures qui concourent, chez la femme, à l'accomplissement de la génération.

Il serait superflu d'insister sur la nécessité de ce moyen d'exploration, et sur les avantages qu'il procure; sans lui tout devient mystère et problème pour le praticien. Ce n'est qu'à l'aide des lumières qu'on en retire qu'il est possible de s'éclairer sur le caractère des faits dont la connaissance importe et pour le salut de la femme et pour la conscience du médecin.

Étudier les accouchements sans s'exercer au toucher, c'est apprendre des mots qui ne représentent rien, c'est acquérir des idées stériles et dont on ne saurait faire aucune application. Les théories sont faciles à saisir; mais si l'homme qui se livre à leur étude néglige la pratique, il renonce à tout moyen de contrôle, et s'expose à commettre les méprises les plus graves. Pour bien juger, il faut consulter le livre de la nature; dans celui-là seulement il n'y a point d'erreur ; céux qui croiraient y en trouver ne savent pas le comprendre.

Le toucher est la base essentielle de l'art des accouchements ; sans lui, la science n'existe plus, car il devient impossible de se rendre compte d'aucun phénomène. Le toucher est pour l'accoucheur ce que sont les symptômes pour le médecin. Le doigt révèle l'état des organes de la femme, comme les symptômes indiquent le caractère de la maladie.

Il est des conditions physiologiques qui donnent au sens du toucher une plus grande perfection ; il en est d'autres qui le rendent plus obtus.

Un épiderme épais et calleux, par sa résistance, ne permet pas au doigt de s'appliquer exactement sur le corps à explorer, et les filets nerveux qui viennent s'épanouir à cette extrémité ne transmettent qu'une sensation incomplète. Quand l'épiderme est mince et humide, les filets nerveux portent presque immédiatement sur le corps touché : la sensation est plus vive, plus parfaite ; l'impression qu'elle communique à l'esprit est la reproduction fidèle de ce qui existe.

Il est des hommes chez lesquels le tact est naturellement grossier, et la sensibilité presque émoussée ; cette disposition est susceptible d'être modifiée avantageusement par l'étude et par un long exercice. Toutefois ces hommes n'apporteront jamais dans l'examen des faits ce degré de finesse qu'on est en droit d'exiger de l'accoucheur ; ils laisseront échapper des détails essentiels, et les idées qui seront le résultat de la sensation éprouvée manqueront de netteté.

Lorsqu'un jeune homme présente d'heureuses dispositions pour le toucher, il ne s'agit que de diriger avec méthode l'éducation de ce sens ; en peu de temps elle peut être portée à un haut degré de perfection. Mais, pour en conserver les heureux effets, il faut pratiquer sans cesse : le défaut d'exercice pendant un laps de temps trop prolongé lui ferait perdre sa finesse et sa précision.

La grossesse se termine le plus souvent par les seules ressources de la vie. L'action de ce principe, qui nous est inconnu dans son essence, est presque toujours assez puissante pour chasser, après des efforts plus ou moins pénibles, le produit de la conception hors de l'utérus.

Mais, dans les cas où la nature ne peut se suffire à elle-même pour accomplir son œuvre, qui nous apprend à constater cette insuffisance, à mesurer les dimensions du bassin, à distinguer les divers états du col utérin, de l'utérus lui-même, et des autres parties de la génération; à déterminer l'époque de la grossesse, à préciser l'heure de l'accouchement, lorsque le travail est commencé; à reconnaître enfin la position dans laquelle l'enfant se présente? C'est et ce ne peut être que le toucher.

Si nous pouvions ici parcourir toutes les circonstances qui nécessitent l'emploi du toucher, cette énumération suffirait pour démontrer qu'on ne peut faire un pas dans la science des accouchements sans recourir à ce moyen. Mais il n'est pas besoin d'entrer dans ce détail pour en faire apprécier l'importance et la nécessité; cette nécessité ressortira d'elle-même à mesure que nous avancerons dans le sujet qui nous occupe.

Pour que l'accouchement puisse avoir lieu sans obstacle, il faut que les organes qui doivent concourir à l'accomplissement de cet acte se trouvent dans les conditions les plus favorables; le toucher seul permet de s'assurer si ces conditions existent. Sans lui, la pratique des accouchements n'est plus possible, car aucun autre moyen ne saurait le remplacer.

Pour l'accoucheur le toucher est un sens complétement isolé, et qui presque jamais ne peut emprunter le secours d'aucun autre. C'est par lui seul qu'on arrive à recueillir toutes les données nécessaires pour établir un diagnostic. Guidé par l'intelligence, le doigt explorateur lui fournit toutes les lumières dont elle a besoin pour s'éclairer. Le plus léger changement survenu à l'utérus fait naître à la fois plusieurs idées, car c'est peut-être le symptôme d'un état plus grave et plus important à connaître. L'exploration continue sous cette première impression : c'est le doigt, instrument aveugle, qui transmet à l'esprit des sensations qui échappent à tout contrôle, même à celui de la vue, et que, pour ce motif, il importe de saisir avec une fidélité minutieuse.

Le toucher n'acquiert donc d'importance qu'autant que l'on arrive à apprécier avec exactitude les modifications successives des corps soumis à son investigation. Pour lui donner une direction utile en tokologie, il est essentiel de l'exercer à reconnaître les diverses conditions où peut se trouver l'organe gestateur.

L'utérus est un viscère dont l'organisation toute particulière soumet, pour ainsi dire, à son influence toute l'économie de la femme. Cette disposition le rend sujet à une infinité de modifications importantes. Le toucher seul, quand il est exercé, peut les faire apprécier, ainsi que les altérations pathologiques auxquelles il est si souvent exposé à raison de la nature de ses fonctions et de son excessive sensibilité.

Tout est facile à saisir dans les accouchements, même pour les intelligences médiocres, tant qu'il s'agit seulement d'en étudier le mécanisme; il suffit de suivre la marche progressive de la grossesse depuis son origine jusqu'au moment où elle se termine par l'expulsion de l'enfant avec ses annexes hors de l'utérus. Chez les femmes bien conformées, lorsqu'il ne survient pas d'accident, les phénomènes obser-

vés sont toujours à peu près les mêmes. Les cas exceptionnels, remarquables par les difficultés qu'ils présentent, sont
les seuls qui exigent une étude approfondie. C'est alors que,
pour ne pas compromettre l'existence de la femme, l'accoucheur doit établir un diagnostic certain, et prévoir tous
les événements. Le praticien qui aura long-temps exercé
le toucher sera plus qu'aucun autre à même de calculer sûrement les chances de salut ou de perte que peut courir la
malade.

Mais cette habitude, cette perfection si désirables ne
sauraient s'acquérir que par une pratique continue et raisonnée. Cela se comprend aisément lorsqu'on réfléchit aux
modifications nombreuses que peuvent éprouver le col utérin et le museau de tanche, et aux difficultés que présente
ordinairement le toucher.

Ici, en effet, le toucher se trouve dépourvu de tout auxi-
liaire. Si l'on pouvait, dans cette opération, emprunter le
secours de la vue, toutes les difficultés s'aplaniraient, car
ce second sens viendrait confirmer ou rectifier la sensation
transmise par le tact, et cette sensation elle-même laisserait dans l'esprit des traces plus durables. Alors plus de
doutes, plus d'incertitudes, et les observations acquer-
raient toute la précision désirable. Malheureusement il n'en
est point ainsi. Sauf un petit nombre de cas où l'on a recours à l'emploi du spéculum, il faut se borner aux indications fournies par le doigt explorateur, indications bien
fugitives pour l'homme qui commence cette étude.

S'il était possible de saisir le col utérin avec tous les
doigts de la même main, la sensation serait complète et ne
laisserait que peu à désirer; car les cinq doigts, embrassant
à la fois cet organe, en donneraient une idée plus exacte;
ils se prêteraient un mutuel secours, et l'on apprécierait
mieux ses dimensions. Dans quelques circonstances diffi-

ciles on a introduit la main entière pour explorer l'état de la matrice : on n'a recours à cette opération douloureuse pour la femme que très-rarement, sauf les accouchements laborieux; hors ces cas exceptionnels, on ne se sert que du spéculum.

Il y a déjà quelques années qu'un médecin allemand, pour faciliter l'appréciation du col utérin, avait proposé de toucher avec l'index et le medius introduits à la fois dans le vagin : l'expérience a fait rejeter cette innovation pénible pour la femme, et sans utilité pour l'accoucheur. Le médecin est donc réduit, pour connaître l'état du col utérin, à ne faire usage que d'un sens, le toucher, et d'un seul doigt, l'index, que sa position doit faire préférer à tout autre.

On avait proposé l'emploi du medius comme plus avantageux, à cause de sa longueur, mais ce doigt est gêné dans ses mouvements par l'index et l'annulaire, et la pratique a fait justice de ce procédé. L'indicateur, plus libre dans ses mouvements, est en effet le seul doigt dont on puisse se servir utilement pour explorer en tous sens le col utérin et les parties qui l'entourent.

Est-il avantageux de pouvoir indifféremment toucher avec l'une ou l'autre main? Des hommes de mérite, qui s'étaient spécialement livrés à l'étude des accouchements, se sont prononcés pour l'affirmative ; toutefois, j'estime qu'il vaut mieux ne se servir que de la main droite. Ceux-là même qui donnaient le conseil de s'exercer à devenir ambidextre, mettaient rarement ce précepte en pratique, et, dans les cas difficiles, lorsqu'à raison de la position de la femme ils avaient d'abord touché de la main gauche, ils touchaient une seconde fois de la main droite, afin de porter un jugement plus assuré.

Lorsqu'on exerce également l'indicateur de chaque main,

le tact n'acquiert jamais le même degré de finesse ; il semble
que dans ce cas la sensation, transmise tour-à-tour par des
organes différents, soit moins vive, moins précise. Serait-ce
parce que, chez l'ambidextre, il n'y a plus la même unité
de sensation, ou que chez les autres praticiens l'usage ex-
clusif de la main droite permet d'arriver à une plus grande
perfection ? Je ne saurais le décider. Toutefois, sans pré-
tendre absolument interdire l'emploi de la main gauche, je
pense qu'avec le secours de la main droite seulement on
devient plus habile, et en moins de temps.

Pendant l'opération du toucher, la femme doit se tenir
debout, ou être couchée : ni l'une ni l'autre de ces positions n'est indifférente, soit pour l'accoucheur, soit pour la
femme elle-même. Dans le premier cas, les reins doivent
être appuyés contre un meuble, et le haut du corps légèrement incliné en avant : cette position est préférable, surtout dans les cas où il existe une ascite, une hydropisie de
poitrine, une lésion du cœur, une disposition à l'asthme,
parce qu'elle laisse la respiration plus libre, et que la femme
peut la conserver sans grande fatigue. C'est aussi celle qui
convient le mieux à la femme enceinte, lorsqu'elle peut la
supporter.

Si la faiblesse, l'épuisement ne permettent pas à la femme
de se tenir debout, il faut la placer horizontalement sur un
lit, la tête soutenue par un oreiller, les cuisses et les jambes
à demi fléchies. Dans cette position, les muscles abdominaux se trouvant relâchés, il est plus facile d'apprécier l'état
de l'utérus.

Dans les cas difficiles, il est avantageux, si l'état de la
femme le permet, de la toucher dans l'une et l'autre position : chacune peut fournir des lumières que l'autre n'eût
pas permis de recueillir.

Hors les cas d'absolue nécessité, le médecin ne doit jamais découvrir la femme sur laquelle il pratique le toucher. C'est une loi que lui imposent la pudeur et la décence. Il ne doit pas être moins réservé pendant le travail de l'accouchement.

Il est quelquefois utile, pour faciliter les recherches et déterminer avec plus de précision l'état de la femme, de provoquer l'évacuation des urines et des matières fécales. L'intestin et la vessie revenant alors sur eux mêmes, le doigt a plus de liberté pour explorer les diverses parties dont l'appréciation est nécessaire au médecin.

Enfin, dans les cas d'altération de la cloison recto-vaginale, de rétroversion, etc., on peut faire mettre la femme à genoux, la poitrine appuyée sur un fauteuil. Cette position, favorable pour le toucher anal, permet de reconnaître plus sûrement certains états pathologiques. Flamand de Strasbourg en avait obtenu de très-bons résultats dans quelques cas d'application du forceps.

Avant de toucher, il est nécessaire de graisser le doigt avec de l'huile d'olives, du beurre ou du cérat (dans les amphithéâtres on ne se sert ordinairement que de mucilage de graine de lin, ou de racine de guimauve). Cette précaution a un double avantage : d'abord pour la femme, en ce qu'elle rend l'introduction du doigt moins douloureuse ; puis pour le médecin, qu'elle préserve de la contagion, dans le cas où il existerait quelque virus. Aussi la prudence veut-elle qu'on ne touche jamais avec un doigt où il y aurait la plus légère écorchure.

Le doigt indicateur, le seul dont on puisse faire usage pour toucher, doit être allongé, tendu et écarté des autres ; pour faciliter son action, on replie ces derniers dans la paume de la main. Quelques praticiens portent le medius sur le périnée ; ils prétendent, mais à tort selon nous, qu'en soulevant ainsi le plancher du bassin, ils pénètrent plus avant. Nous trouvons plus d'avantage à fléchir les autres doigts : le pouce peut s'appuyer sur l'arcade du pubis, ou se ployer légèrement sur le medius.

Pour pénétrer aisément et sans hésitation dans le vagin, il faut appuyer le bord radial de l'indicateur sur le périnée et le ramener à soi; puis, en baissant le coude et relevant l'indicateur, on arrive facilement à l'entrée de ce canal. Si au contraire on dirigeait le doigt d'avant en arrière, les poils qui ombragent les grandes lèvres pourraient arrêter le médecin et lui faire chercher quelques instants l'entrée de la vulve. Cela peut avoir des inconvénients que le lecteur saisira sans autre explication.

Lorsque la femme se tient debout, pour la toucher on fléchit le genou gauche qui porte alors sur le plancher; le genou droit est relevé, et sert de point d'appui au coude correspondant. La main, soutenue de cette manière, peut sans fatigue se livrer à toutes les recherches. Si l'on touchait de la main gauche, on prendrait la position inverse, et l'on mettrait à terre le genou droit.

Lorsque la femme est couchée, il faut se placer à sa droite. Si, par hasard, le lit est placé de manière à ne pas permettre de prendre cette position, la plus commode pour l'accoucheur qui ne sait se servir que de la main droite, il faut faire changer la malade de côté, c'est-à-dire que la tête doit porter là où venaient toucher les pieds; de la sorte on arrive à se trouver convenablement placé. Le gaucher agirait en sens inverse.

Un lit trop bas est incommode pour le médecin qui pratique le toucher. Bien que la durée de cette opération ne soit pas longue, il est pénible de rester quelques minutes forcément courbé; la fatigue se fait sentir de suite, et la gêne qu'elle occasionne nuit à l'exactitude des recherches. La hauteur du lit ou du canapé sur lequel se place la malade doit donc, autant que possible, être en rapport avec la taille de l'accoucheur.

Tandis que la main droite explore les organes internes de la génération, l'autre, appliquée sur l'abdomen, doit servir à apprécier l'état de la peau, l'écartement de la ligne blanche et la hauteur de l'utérus, lorsque la femme est enceinte. Dans le cas contraire on essaie, en comprimant la paroi abdominale dans la région hypogastrique, de reconnaître le bas-fond de l'utérus. Les deux mains se prêtent ainsi un mutuel secours. En refoulant par en bas le paquet intestinal, on presse médiocrement sur l'utérus ; le col descend aussi, et se prête plus aisément aux recherches du médecin. Dans une foule de cas, l'application de la main sur l'abdomen est indispensable. Mais sur ce point il serait difficile de donner un principe invariable. Les circonstances doivent guider l'accoucheur et lui indiquer les moyens les plus sûrs d'arriver à la constatation de la vérité.

Pour ne rien omettre de ce qui peut éclairer le diagnostic, nous ajouterons qu'il convient de n'explorer les parties de la femme que d'une manière méthodique et raisonnée. Voici comment nous procédons :

Avant d'introduire le doigt dans le vagin, il faut examiner si la fourchette est intacte, ou si elle a été déchirée ; reconnaître l'état des grandes et petites lèvres, du méat urinaire, du canal de l'urètre, puis celui du vagin lui-même, ses dimensions, sa longueur, et s'assurer si les rides de ce canal sont prononcées ou effacées.

Avant d'explorer le col utérin, on dirige le doigt en haut et en arrière, en suivant la paroi postérieure du vagin vers l'angle sacro-vertébral. Si l'on ne peut le découvrir, c'est l'indice que le diamètre antéro-postérieur du détroit supérieur a plus de trois pouces et demi. Passant ensuite à l'excavation du bassin pour en mesurer les dimensions, on porte le doigt sur les épines sciatiques, les plans inclinés et la courbure du sacrum; puis on le dirige sur les tubérosités sciatiques, le coxis et l'arcade pubienne, et l'on constate les dimensions du détroit inférieur. Après avoir déterminé les diamètres de ces diverses parties osseuses, on arrive au col utérin en suivant la paroi antérieure du vagin, qui y conduit directement; il suffit de le contourner deux ou trois fois pour apprécier sa longueur, sa grosseur et la résistance de son tissu. On finit par le museau de tanche : on explore chacune de ses lèvres, la profondeur de la ligne qui les sé-pare, les petites éminences ou tubercules, comme aussi les dépressions qui peuvent s'y rencontrer; on cherche en der-nier lieu à s'assurer si les lèvres sont lisses et unies, si l'ou-verture est petite et arrondie, si au contraire elle est large et aplatie, et si l'entrée est régulière ou inégale.

Ces recherches terminées, on soulève l'utérus, on le dirige en sens divers; on juge par ce moyen s'il est pesant ou léger, s'il obéit facilement à l'impulsion qui lui est com-muniquée. La main gauche, placée sur l'abdomen, sert en même temps à reconnaître si le ventre est gros ou aplati, et à découvrir le bas-fond de l'utérus.

Pour tirer parti des phénomènes que l'on a rencontrés, il faut chercher à en préciser la valeur; c'est ce que nous allons faire. Nous passerons ensuite à l'exposé des faits que nous avons recueillis dans notre amphithéâtre.

A la commissure inférieure des grandes lèvres existe la fourchette. Cette portion de peau offre peu de résistance, et se déchire presque toujours lors du premier accouche-ment; il est rare que cette déchirure provienne d'une autre cause.

En poussant le doigt indicateur sur le périnée, et avant de l'introduire dans le vagin, on reconnaît l'existence ou l'absence de ce repli de la peau. S'il est détruit, c'est une forte présomption que la femme soumise au toucher est déjà accouchée; dans ce cas, on trouve des inégalités à la place qu'elle occupait.

Au moment où le doigt pénètre dans le vagin, il convient de s'assurer de l'état des grandes lèvres. Le pouce au dehors et l'indicateur dans la vulve servent, en pressant légèrement, à apprécier si elles sont tuméfiées ou non, si leur tissu est dans les conditions ordinaires, ou s'il est flétri. Chez les jeunes femmes, le bord libre est arrondi; chez celles qui sont déjà âgées, ou qui ont eu plusieurs enfants, ce bord est aplati. Quelquefois les veines qui sillonnent la face interne de ces lèvres sont distendues, et même variqueuses. S'il existe des inégalités profondes, c'est une preuve qu'il y a eu ou qu'il y a peut-être encore des plaies ou des ulcères.

Les petites lèvres présentent peu d'intérêt sous le rapport du toucher. Rarement elles sont tuméfiées ou infiltrées; quelquefois elles sont d'une longueur assez considérable; mais, comme cette disposition ne nuit point à l'accouchement, sous ce point de vue on n'y attache aucune importance.

Le méat urinaire, chez la femme qui n'a point fait d'enfant, est caché sous l'arcade du pubis; chez celle qui a eu plusieurs grossesses, ou même une seule, il devient saillant pendant la gestation; après l'accouchement il ne reprend point son état primitif, et demeure proéminent. Quelquefois, sans qu'il y ait grossesse, le canal de l'urètre simule une grosse ficelle à travers la paroi antérieure du vagin; mais cette disposition, aussi bien que celle du méat, est amenée le plus souvent par le développement de l'utérus. Ce viscère, chargé du produit de la conception, pèse sur les parties voisines, où il empêche la libre circulation du sang; la distension capillaire, qui en est la suite, ne permet plus à ces tissus, de nature érectile, de revenir à leur premier état.

L'examen du vagin mérite une attention toute particulière. Chez la femme qui a peu vécu, qui n'a point fait d'enfants, et qui est encore jeune, ce canal présente de petites dimensions et des rides très-prononcées. Chez la femme qui est accouchée plusieurs fois, il est large, et les rugosités sont, pour ainsi dire, effacées. Si la vessie est pleine, on rencontre en avant la saillie que forme le bas-fond; si le rectum est distendu par des *feces*, on sent en arrière une tumeur allongée. Quant aux diverses maladies qui pourraient exister dans l'épaisseur des parois, le toucher est quelquefois insuffisant pour les faire reconnaître; le spéculum devient alors indispensable. Il est nécessaire aussi de mesurer la longueur du vagin : lorsqu'il est court, cette disposition peut avoir des inconvénients pour l'accomplissement du mariage, à cause du tiraillement qui en est la conséquence inévitable, et des maladies qui peuvent en résulter.

Ces premières recherches ne sont pas encore suffisantes. L'accoucheur doit porter son attention sur les dimensions du bassin. Dans ce but, on dirige le doigt en haut et en arrière aussi loin que possible, en suivant la paroi postérieure du vagin. Si l'on ne peut atteindre l'angle sacro-vertébral, il y a certitude que le diamètre antéro-postérieur offre les proportions convenables pour livrer passage à la tête du fœtus à terme. Si l'on parvient à toucher le promontoir, au moment où la pointe du doigt porte dessus il faut appuyer assez fortement la racine du doigt contre l'arcade du pubis; la trace qui résulte de cette pression sur le doigt est assez visible pour permettre de prendre une mesure exacte; il ne reste qu'à défalquer l'obliquité, qui est de 4 à 5 lignes, suivant l'étendue du diamètre et la hauteur de l'angle sacro-vertébral. La courbure du sacrum, du coxis, les épines sciatiques, les plans inclinés, ainsi que les autres parties du bassin et le détroit inférieur, ne doivent pas être l'objet d'un examen moins attentif.

Si la femme est enceinte, il est de la plus haute importance de déterminer exactement l'état du bassin; si elle est en travail d'enfant, cette connaissance est indispensable pour établir sur-le-champ le pronostic.

Nous n'entrerons ici dans aucuns détails sur les difformités et la mensuration du bassin; on les trouve consignés dans tous les ouvrages d'accouchements; notre sujet ne comporte pas cette digression.

Nous avons maintenant à nous occuper du col utérin vaginal. C'est lui qui va fixer toute notre attention, car c'est la partie de l'utérus qui révèle la plupart des phénomènes de la grossesse. Nous aurons à le considérer : 1° chez la femme qui n'a point fait d'enfants, et qui n'est point enceinte; 2° chez celle qui en a fait un ou plusieurs, et qui n'est point enceinte; 3° chez celle qui est enceinte primipare, ou chez celle qui ne l'est pas; 4° enfin chez celle où cet organe présente un état pathologique.

Le col utérin dans ces divers états nous fournira des moyens d'appréciation suffisants pour reconnaître chacun d'eux. C'est en les distinguant par les caractères qui leur sont propres, que nous parviendrons à éviter de fâcheuses méprises.

Le col utérin chez la femme jeune, qui n'a point fait d'enfants, et qui n'est point enceinte, se trouve dans des conditions faciles à saisir. Sa longueur est de 7 à 8 lignes : il figure un cône tronqué renversé, et on lui a donné le nom de fusiforme; on pourrait aussi bien lui donner celui de phalangien, car il représente assez bien la dernière phalange du petit doigt chez l'homme. Son diamètre est à sa base de 6 à 7 lignes, et à son sommet, qui est tourné en bas, de 4 à 5 lignes. Le tissu en est ferme, la muqueuse qui l'entoure est lisse et polie sur tous les points.

Ces mesures sont le résultat moyen d'observations recueillies sur un assez grand nombre de femmes.

Le museau de tanche peut être facilement couvert par la pulpe du doigt : on y distingue une lèvre antérieure et une lèvre postérieure, séparées par une ligne peu sensible, il est vrai, mais qu'on reconnaît cependant avec un peu d'attention. La lèvre antérieure est un peu plus étendue et un peu plus prononcée que la postérieure. La membrane qui les recouvre est douce au toucher et très-unie ; l'ouverture qui existe entre elles est arrondie et régulière, on pourrait y introduire le tuyau d'une très-petite plume à écrire.

Le même organe, chez la femme qui est accouchée à terme, offre un aspect particulier. Sa longueur est diminuée d'environ deux ou trois lignes ; sa grosseur est en même temps augmentée d'un tiers. La membrane extérieure, sans cesser d'être lisse, n'a plus le même velouté ; le museau de tanche est plus étendu, les lèvres sont plus saillantes ; elles forment des bourrelets gros comme un petit tuyau de plume, légèrement aplatis par le bord libre. La ligne de séparation entre les deux lèvres est très-prononcée : on trouve à leur surface des inégalités placées irrégulièrement, et dont le nombre est variable ; on peut en compter deux, trois, et quelquefois bien davantage. Ces petites éminences, de la grosseur d'un demi-grain de millet, se rencontrent plus particulièrement à la face interne de ces lèvres, et vers les commissures. Nous en avons trouvé qui ressemblaient à de petits tubercules. Quand ces tubercules sont rapprochés, il existe entre eux un enfoncement auquel on donne le nom de scissure. L'irrégularité du museau est dans quelques cas fort remarquable : on croirait, en le parcourant, surtout la lèvre postérieure, poser la pulpe du doigt sur de petits grains de chapelets.

L'ouverture du col est large et irrégulière à son entrée, aplatie d'avant en arrière; elle a de 5 à 6 lignes d'étendue. Les inégalités qu'on remarque tant aux lèvres du museau qu'à l'entrée du col sont le résultat des déchirures occasionnées par le passage de la tête du fœtus à travers le col; en raison de leur plus ou moins grande étendue et de la disposition du tissu, les cicatrices sont plus ou moins proéminentes.

Il est également facile de se rendre compte du raccourcissement du col : par le fait de la grossesse, le col s'efface entièrement ; après l'accouchement il tend à reprendre son premier état; mais, pour que cela fût complétement possible, il lui faudrait, comme aux muscles des membres, deux points d'attache. Comme cette disposition n'existe pas, la fibre revient sur elle-même; son tissu, qui n'a d'autre attache fixe que lui-même, ne peut reprendre sa première forme, et c'est là ce qui produit son raccourcissement. Cela explique aussi pourquoi le col gagne en épaisseur ce qu'il a perdu en longueur. Comme on le voit, le col utérin d'une femme qui a fait un ou plusieurs enfants porte un cachet indélébile (1).

---

(1) On a prétendu, et quelques praticiens répètent, que par le nombre des cicatricules qui existent sur le col utérin, ou plutôt sur le museau, on pouvait découvrir le nombre d'enfants dont une femme était accouchée. C'est une erreur grossière : le même accouchement peut produire deux, trois, et même quatre déchirures, comme aussi n'en produire aucune. Nous avons touché une femme dans notre amphithéâtre qui avait eu six enfants et chez laquelle le col n'en présentait pas une seule. Ce signe ne se rencontrant pas, les autres étaient assez nombreux pour ne pas laisser la moindre incertitude sur les grossesses passées.

DES CHANGEMENTS QUI SURVIENNENT AU COL UTÉRIN PENDANT LA GROSSESSE, ET QUI PEUVENT ÊTRE APPRÉCIÉS PAR LE TOUCHER.

Avant d'entrer dans aucun détail sur ce sujet important, nous devons faire connaître au lecteur le point de départ de nos recherches. Cet exposé simplifiera les explications que nous avons à donner : il aura peut-être aussi l'avantage de régulariser les idées. Le calcul auquel nous allons nous livrer sera d'autant plus facile à saisir, qu'il est tout matériel.

En prenant un utérus sur le cadavre d'une femme encore jeune, et en ouvrant ce viscère dans toute son étendue, on trouve que de l'orifice interne du col à l'orifice externe, il existe un espace de treize à quinze lignes ; chez la femme qui a fait des enfants, cet espace n'est en général que de dix à treize lignes. Connaissant ainsi la distance qui sépare ces deux orifices, il nous reste à déterminer dans quelle proportion elle diminue aux différentes époques de la grossesse.

Lorsque la grossesse arrive à son terme, bien que le col soit complétement effacé, il reste entre ces deux orifices un intervalle de trois à quatre lignes ; c'est encore ici un terme moyen, car ces orifices ne sont quelquefois distants l'un de l'autre que d'une ligne ou deux.

Ainsi, pendant la durée de la grossesse, une diminution de huit à dix lignes s'est opérée sur la longueur du col, ce qui donne chez la femme primipare un raccourcissement d'une ligne et une fraction par mois, et, pour celle qui est déjà accouchée, une ligne moins une très-faible fraction.

Ce raccourcissement est-il plus rapide à tel moment de la grossesse qu'à tel autre ? Nous ne le croyons pas. Le développement de l'utérus s'opère avec une lenteur progressive et régulière ; la longueur du col diminue de même. Nous arrivons ainsi à cette conséquence d'une certitude presque absolue, que, par chaque période de trente jours, le col utérin perd une ligne environ ; car au bout de neuf mois il a complétement disparu, et se trouve réduit à l'épaisseur de la paroi utérine. Par ce moyen on s'explique facilement pourquoi l'on ne remarque presque aucun changement au col vaginal pendant les quatre premiers mois et demi de la grossesse. Il faut tout cet intervalle de temps pour la dilatation de la partie placée au-dessus de l'insertion du vagin. Les quatre derniers mois et demi feront disparaître la partie vaginale de ce col.

Ainsi, avant quatre mois et demi, on ne peut en général, sauf quelques rares exceptions, rien inférer de la grossesse par l'état du col ; il faut en chercher les signes ailleurs : nous les indiquerons plus tard. Ces explications, d'une extrême simplicité, vont faciliter nos recherches sur l'utérus. Examinons donc maintenant les modifications qu'apportent dans les organes génitaux et dans l'ensemble des fonctions physiologiques de la femme les diverses phases de la grossesse.

Pour affirmer qu'une femme est enceinte, il est de rigueur que le médecin puisse reconnaître les changements survenus à l'organe gestateur. Pendant les deux premiers mois, ils sont trop fugitifs pour permettre d'établir un diagnostic certain; mais après soixante-quinze ou quatre-vingts jours on commence à observer des signes qui méritent de fixer l'attention.

Il est des médecins qui prennent sur leur responsabilité de se prononcer affirmativement, même avant ce terme. Nous convenons qu'il peut exister de fortes présomptions; mais aller plus loin, c'est être téméraire. Ce n'est pas d'après l'inspiration qu'il faut se conduire, mais seulement d'après les faits observés; l'homme sage ne suit jamais d'autres règles : s'il les interprète convenablement, il évitera de nombreuses méprises.

Une jeune femme, après un mois ou six semaines de mariage, éprouve des maux de cœur, des nausées, des vomissements, de la répugnance pour certains aliments, de la lassitude, enfin un malaise général : le sommeil est interrompu, les fonctions deviennent irrégulières, la gaîté disparaît, la figure est moins fraîche, les yeux moins brillants et cernés; les règles n'ont pas reparu, les seins font éprouver de légers élancements et augmentent de volume. Toutes ces circonstances réunies font soupçonner que la femme a conçu. On est d'autant plus autorisé à le penser, que cet état de souffrance ne caractérise pas une maladie; mais les présomptions ne peuvent équivaloir à une certitude complète. D'autres causes pourraient avoir amené ces changements. Une irritation de l'utérus ou des autres organes de la génération peut être occasionnée par le seul fait du mariage; les changements survenus dans les habitudes, les dispositions de la femme si nerveuse, si mobile, si impressionnable, enfin les circonstances les plus légères en apparence peuvent déterminer tous ces symptômes sans qu'il y ait grossesse.

Si l'on a recours au toucher, voici ce que l'on découvre,

Le col utérin est dans l'état normal : s'il était un peu plus volumineux et qu'on y reconnût plus de chaleur, cette double circonstance serait, à ne pas en douter, le résultat du coït, puisque, dans la supposition même d'une grossesse, le col n'a pu éprouver encore à cette époque aucune modification appréciable. En portant le doigt en haut et en arrière, on sent à travers la paroi du vagin la face postérieure de l'utérus. Si elle paraît plus volumineuse et plus arrondie que dans l'état ordinaire, si le même changement a eu lieu à la partie antérieure, si enfin, en soulevant ce viscère, il est plus lourd et moins mobile que dans l'état de vacuité, ces diverses circonstances, jointes à celles précédemment décrites, leur donnent un grand poids. Si, au contraire, l'utérus est léger et mobile, si ses dimensions n'ont pas varié, les premiers phénomènes n'ont aucune valeur.

Enfin, pour plus de certitude, on peut faire coucher la femme, et, s'il existe peu d'embonpoint, si les intestins ne sont pas distendus par des gaz, en appuyant la pointe des doigts sur la région hypogastrique, et les poussant par en bas et en arrière, on arrive jusqu'au bas-fond de l'utérus ; on place ainsi le viscère entre les deux mains, et l'on détermine facilement l'étendue de son diamètre longitudinal.

Quelles que soient les présomptions qui résultent du développement de l'utérus et des autres changements qui se manifestent dans l'ensemble de l'économie de la femme, l'accoucheur ne peut donner que de grandes probabilités, car un amas de sang coagulé pourrait exister dans l'utérus, et avoir donné lieu à la distension de ses parois et à tous les autres symptômes observés.

Lorsqu'une femme qui a déjà fait des enfants se croit enceinte, si elle éprouve dans sa santé les mêmes variations

qu'aux grossesses précédentes, si les règles se sont supprimées, si le toucher fait reconnaître que l'utérus s'est développé, bien que le col n'ait encore subi aucune modification, on serait presque en droit d'annoncer la grossesse.
Toutefois la prudence fait une règle à l'accoucheur de ne
pas précipiter son jugement. Il y a des femmes si nerveuses
et qui ont un tel désir ou une telle crainte d'avoir d'autres
enfants, que l'exaltation de leur moral et de leur ima-
gination peut leur faire croire à l'existence des phénomènes qu'elles ont éprouvés une première fois, et que
la suppression des règles peut être déterminée par cette
cause, ou par toute autre entièrement étrangère à une
grossesse.

A trois mois, les mêmes phénomènes sont devenus plus
sensibles; l'abdomen a aussi acquis plus de volume, quoique
le bas-fond ne se trouve qu'à un pouce et demi au-dessus
du détroit supérieur. Le doigt, placé dans le haut du vagin,
reconnaît sur tous les points la rotondité du corps utérin.
Si l'embonpoint est médiocre et le paquet intestinal plus
distendu, la main appliquée sur l'abdomen distingue le bas-
fond de la matrice; avec le doigt explorateur on soulève
l'utérus, puis, en appuyant avec la main sur la région hypogastrique, on le fait redescendre. Ce double mouvement
d'élévation et d'abaissement permet d'apprécier le diamètre
vertical, le poids de cet organe, et la difficulté qu'on éprouve
pour lui imprimer des mouvements de latéralité. La percussion peut être ici d'un grand secours; après avoir fait
vider la vessie, on appuye assez fortement le plessimètre
sur l'hypogastre; le son et la résistance qu'éprouvent les
deux doigts qui percutent, permettent de déterminer la hauteur du bas-fond de l'utérus.

La portion vaginale du col n'a encore subi aucune
modification sensible; seulement, elle est un peu plus

bas (1). Le développement de la matrice n'est cependant pas la preuve certaine d'une grossesse, car cet organe pourrait aussi être distendu par du sang, de l'eau, des hydatides, un polype, une môle, en sorte que cette augmentation de volume et les légers dérangements survenus dans la santé de la femme, ne peuvent donner une entière certitude.

A quatre mois et demi de grossesse, nous trouvons les éléments nécessaires pour établir avec sûreté le diagnostic; il ne s'agit que de savoir recueillir tous les signes qui ont une valeur réelle. La femme, consultée, raconte ce qu'elle a éprouvé et ce qu'elle ressent; c'est ensuite à l'accoucheur à constater les faits qui ne peuvent plus être équivoques.

A cette époque de la grossesse, tous les petits malaises auxquels la femme était sujette dans les premiers temps, ont disparu; elle est rentrée dans son état habituel. Si elle avait maigri, l'embonpoint revient, et toutes les fonctions se régularisent. Une remarque qui a dû ne pas échapper aux praticiens, c'est qu'à l'instant où la mère commence à sentir remuer son enfant, toutes les souffrances qu'elle éprouvait auparavant se calment sans laisser la plus légère trace; c'est du moins ce qui a lieu dans l'immense majorité des cas.

La femme étant debout, voici les signes que l'on observe. Le ventre fait déjà saillie à deux ou trois pouces au-dessus des pubis; les seins sont plus volumineux, les parties externes de la génération ne présentent rien de particulier au toucher; le vagin est un peu plus humide. Le doigt, en contournant le col utérin, le trouve un peu plus élevé,

(1) M. Ricord, l'un des plus habiles praticiens de Paris, a observé que dans les premiers mois de la grossesse le col vaginal perdait la couleur cerise pour prendre la couleur lie de vin. Ce signe, qu'il a découvert par l'emploi du spéculum, est presque constant.

plus gros à sa partie supérieure, et le tissu en est moins
résistant. Sa longueur est la même, à quelque chose près,
qu'avant la grossesse. Les lèvres du museau de tanche sont
un peu plus épaisses, et un léger ramollissement s'y fait
observer. Si la femme est primipare, l'ouverture, quoique
petite et arrondie, est un peu plus évasée. Si elle a déjà fait
des enfants, cette ouverture, élargie par le fait des accouchements précédents, est moins aplatie qu'avant la grossesse.
Le raisonnement, d'accord avec l'expérience, démontre
qu'en raison de son développement, le tissu du col utérin
présente moins de dureté, et que la muqueuse qui le recouvre partage cette disposition. Ces légères modifications
que nous devons indiquer, et qu'un tact exercé doit saisir,
peuvent cependant échapper au praticien; ajoutons donc
qu'elles lui apprendraient peu de chose. Les signes sur lesquels il faut s'appesantir, les seuls qui lèvent toute difficulté, sont le ballottement et les mouvements actifs de
l'enfant. Nous parlerons plus loin de l'auscultation appliquée à la grossesse.

Le ballottement n'est pas toujours facile à distinguer;
cependant, avec un peu de soin, on y parvient. A cet effet, il convient de placer la pointe du doigt entre la vessie
et le col utérin. Là, il y a moins d'épaisseur; on saisit
mieux qu'en appuyant sur le museau de tanche. En donnant un petit coup sec, et laissant le doigt en place, on
sent la tête de l'enfant qui retombe légèrement sur le point
d'où elle avait été chassée. Dès qu'on a distinctement reconnu ce mouvement, quelque faible qu'il soit, on a la certitude qu'il existe une grossesse. De tous les corps étrangers
qui peuvent se développer dans l'utérus, aucun ne nage
isolé dans un fluide; ce signe est pathognomonique.

Il est à remarquer que si les eaux de l'amnios sont peu
abondantes, on obtient un mouvement d'ensemble de l'u-

térus et de son contenu, mais qu'on n'arrive pas à la sensation certaine du ballottement. Quand au contraire les eaux sont abondantes, on obtient aisément ce résultat.

Avant de chercher à produire le ballottement, il est essentiel de constater le développement du corps utérin à travers la paroi vaginale, de s'assurer de sa pesanteur, et de la difficulté qu'on peut éprouver à lui imprimer des mouvements de latéralité.

Le ballottement une fois obtenu révèle la présence du fœtus; si l'on arrive à distinguer ses mouvements, on a la certitude qu'il est vivant. C'est par l'application de la main sur l'abdomen qu'on les découvre, soit en frictionnant la matrice après être arrivé à la hauteur du bas-fond, soit en donnant un léger coup de doigt sur la paroi, ou en faisant éprouver un léger froid sur cette partie. Après ces tentatives, s'il est nécessaire d'y avoir recours, la paume de la main, mise à plat, perçoit le mouvement dont on voulait s'assurer.

Néanmoins des observations constatent que des enfants sont arrivés à terme et bien portants, sans que la mère eût senti aucuns mouvements. Ainsi, en supposant que l'accoucheur ne pût parvenir à constater les mouvements, la mort de l'enfant ne serait pas une conséquence nécessaire de ce fait négatif.

A cinq mois et demi, les signes de la grossesse se dessinent encore plus largement. Le bas-fond de l'utérus est un peu au-dessous du niveau du nombril; la main, en appuyant légèrement sur l'abdomen, le circonscrit facilement; pour ne pas commettre d'erreur sur sa hauteur, il suffit de placer le pouce sur le nombril : avec la pointe du doigt, on s'assure de son élévation; c'est un moyen de diagnostic pour désigner l'époque de la grossesse. S'il existait un grand embonpoint, la percussion seule indiquerait la hauteur de l'utérus.

Le doigt, glissé dans le vagin, trouve la muqueuse plus humide, les rides plus molles. Le col utérin, chez la femme primipare, a perdu un peu de sa longueur : il est plus gros, le tissu offre moins de résistance, les lèvres du museau de tanche sont plus prononcées, et l'ouverture est plus large. Chez la femme qui a déjà fait des enfants, le col étant plus gros, on le trouve plus ramolli, et l'ouverture est arrondie et plus étendue. Dans un cas comme dans l'autre le col est un peu plus élevé ; le ballottement et les mouvements de l'enfant n'offrent plus d'incertitude.

A sept mois, le développement de l'utérus étant plus considérable, les signes de la grossesse sont plus prononcés. Le bas-fond de l'utérus s'élève à un pouce au-dessus du nombril : la main, appliquée sur le ventre, le circonscrit très-facilement. Le doigt, porté dans le vagin, trouve, en y pénétrant, les grandes lèvres un peu engorgées, le méat urinaire saillant, le vagin plus humide encore, le col plus élevé, plus court, plus ramolli, les lèvres du museau plus prononcées, ainsi que son ouverture, le ballottement et les mouvements de l'enfant plus sensibles.

A huit mois, le bas-fond de l'utérus est à deux pouces et demi au-dessus du nombril. La peau du ventre est tendue, lisse, quelquefois violacée. Le tissu cellulaire sous-cutané au-dessus du pubis est souvent infiltré ; les veines des membres inférieurs deviennent variqueuses vers la partie interne et supérieure des cuisses et le jarret. Les grandes lèvres sont presque toujours engorgées, et les veines qui les sillonnent distendues. Tous ces phénomènes sont le résultat de la gêne occasionnée par le poids et le développement de l'utérus. La même cause porte son action sur la muqueuse du vagin, lui donne un peu plus d'épaisseur et la rend plus humide. Cette dernière disposition favorise le passage de la tête lors de l'accouchement.

En parcourant le col, on ne lui trouve que deux ou trois lignes environ de longueur; il est gros et mollasse; les lèvres forment des bourrelets assez prononcés, s'affaissant légèrement par la pression. L'ouverture, chez les femmes qui ont déjà fait des enfants, est assez grande pour recevoir l'extrémité du doigt explorateur. On peut arriver jusqu'à l'orifice interne, qui est beaucoup moins dilaté. La distance qui sépare les deux orifices est de plus de cinq lignes.

A la fin du neuvième mois, l'utérus est au niveau de la région épigastrique; il est excessivement rare qu'il dépasse cette ligne. Je n'ai rencontré dans ma pratique et dans mes cours qu'une femme chez laquelle le bas-fond de cet organe s'élevait à un pouce et demi au-dessus de cette région. Je fis observer aux élèves qui la touchaient qu'elle était primipare (1), que de plus cette particularité était due à l'abondance des eaux de l'amnios. En effet, la palpation nous permit de reconnaître la grande quantité de liquide qui entourait l'enfant.

A cette époque, le col est complétement effacé; il est souvent très-élevé et difficile à atteindre. On ne trouve plus qu'un anneau au milieu duquel le doigt pénètre avec facilité. On peut reconnaître les membranes, et même, dans quelques cas, la position du fœtus lorsqu'il présente la tête. Il arrive enfin, surtout chez la femme qui a fait beaucoup d'enfants, que, malgré l'effacement du col, les lèvres du museau restent épaisses, molles et boursouflées; alors l'intervalle qui sépare les deux orifices est de

---

(1) Chez les femmes qui ont eu plusieurs enfants, la paroi abdominale étant plus relâchée, le bas-fond de l'utérus s'élève beaucoup moins haut : presque jamais il n'atteint la région épigastrique, il se déjette en avant. Chez celles qui n'en ont pas eu, les muscles abdominaux n'ayant pas encore été distendus cèdent plus difficilement, et l'utérus s'élève davantage.

cinq à six lignes. Au contraire, chez la femme enceinte pour la première fois, cette portion du col ne conserve que trois ou quatre lignes, et parfois elle est si mince, qu'elle présente à peine l'épaisseur de quelques feuilles de papier. On ne trouve plus alors qu'un anneau où les deux orifices sont prêts à se confondre; il est facile d'en mesurer le diamètre, qui est à peu près celui du doigt qui le parcourt.

L'amincissement de la paroi utérine correspondante à la paroi antérieure du vagin est dans quelque cas si grand, qu'on peut au travers reconnaître la partie de l'enfant qui se présente de ce côté. Le col offre, sous ce point de vue, des variations sans nombre. Tous les autres phénomènes que nous avons reconnus et signalés aux diverses époques de la grossesse, ont pris, à proportion du temps parcouru, un caractère plus prononcé; vers la fin de la gestation, ils ont acquis tout le développement dont ils étaient susceptibles.

Le globe utérin dont le volume est considérable par rapport à la cavité abdominale qui le contient, gêne presque toutes les fonctions, et en particulier la circulation veineuse. Cela explique la formation des varices et l'infiltration des parties externes de la génération, et quelquefois des membres inférieurs.

On peut mesurer très-aisément les dimensions de l'utérus à la fin de la gestation, au moyen d'un fil dont on place une extrémité au milieu de la hauteur du pubis sur le cartilage inter-osseux, et l'autre sur la partie de l'abdomen qui correspond au bas-fond. En prenant la corde de cet arc, on obtient l'étendue du diamètre longitudinal; le diamètre transverse se mesure par le même procédé.

Une fois qu'on a obtenu le ballottement et senti les mouvements de l'enfant, le souffle placentaire et les battements du cœur de l'enfant ne font qu'ajouter à la certitude acquise. Lorsqu'on n'a pu reconnaître aucun de ces deux phénomènes, dans le cas, par exemple, d'une grossesse de trois ou quatre mois, l'auscultation peut fournir d'utiles lumières.

Nous sommes donc amené à dire quelques mots du souffle placentaire et des mouvements du cœur du fœtus ou bruit cardiaque. Notre sujet ne comporte pas une discussion approfondie sur ces deux phénomènes; nous nous bornerons à en indiquer rapidement la valeur.

La science accueille toujours avec empressement et reconnaissance toutes les découvertes qui peuvent agrandir son domaine. Mais, pour qu'elle puisse les accepter sans restriction, il faut que le temps, ce juge suprême, vienne les confirmer et leur donner sa sanction. MM. Kergaradec, Kennedy, Elliotson, Fergusson, Laennec et beaucoup d'autres habiles praticiens déclarent que le souffle placentaire est un signe constant dans la grossesse; qu'il suffit d'ausculter attentivement pour le reconnaître dans tous les cas, et M. Kennedy prétend même l'avoir entendu distinctement dès la dixième ou douzième semaine. Les faits consignés dans les divers écrits de ces auteurs français ou étrangers paraissent très-concluants et semblent ne devoir laisser aucun doute sur les avantages que peut retirer le praticien de ce mode d'investigation.

D'autres auteurs non moins recommandables, tels que Dugès, MM. Forester, Lenormand, disent tout le contraire. Selon eux, ce moyen a très-peu de valeur pour constater la grossesse.

Pour nous, dans plusieurs cas où nous avons voulu nous assurer de l'existence de ce bruit, nous n'avons pu le découvrir; d'autres fois nous l'avons parfaitement distingué, mais seulement à l'époque de quatre ou cinq mois.

Quelle est la cause de ce bruit? Est-ce le passage du sang des vaisseaux utérins dans le placenta? est-ce la circulation utérine seulement? Les vaisseaux sanguins de ce viscère sont déjà si développés lorsque ce bruit devient sensible, qu'on peut admettre cette explication. Ou bien encore ce phénomène est-il dû à la pression qu'exerce le globe utérin sur les vaisseaux artériels qui se distribuent dans l'excavation du bassin, ou sur les iliaques primitives, ou sur l'aorte? Quand cette distinction sera bien établie, lorsqu'on aura signalé des différences bien tranchées entre ces divers bruits, lorsqu'on aura assigné au souffle placentaire un caractère assez positif pour rendre toute erreur impossible, alors seulement ce signe aura acquis une grande valeur en tokologie ; jusque là il est sage de se tenir sur la réserve.

M. Velpeau rapporte dans son excellent ouvrage sur les accouchements un fait observé par lui sur une femme admise à l'Hôpital Saint-Antoine, et chez laquelle le bruit de soufflet se faisait entendre très-distinctement, sans qu'il y eût grossesse. Ce bruit était produit par deux tumeurs fibreuses occupant la région hypogastrique, et dont le volume gênait la circulation des gros vaisseaux. On pourrait peut-être ajouter que le sang, en arrivant dans ce tissu dur et résistant, occasionnait le bruit qu'on entendait si distinctement; peut-être même ces deux causes agissaient-elles simultanément. Depuis cette observation on a recueilli plusieurs autres cas où le bruit du soufflet s'était manifesté sans qu'il y eût grossesse. M. le professeur Velpeau, dans une discussion étendue où il a résumé les opinions émises à ce sujet, a traité la question avec une impartialité, une lucidité dignes de son beau talent.

Quant au bruit cardiaque, il a une valeur que personne ne conteste. C'est un bruit qui ne peut être confondu avec aucun autre : la fréquence des battements du cœur chez le fœtus est bien plus grande que celle des battements du pouls chez la mère; chez l'un on en compte cent trente, cent quarante, et même cent cinquante par minute; chez l'autre, de soixante à soixante-dix, rarement quatre-vingts. Ce bruit ne peut être entendu distinctement qu'à quatre mois; il devient d'autant plus fort, qu'on approche davantage du terme de la grossesse. La quantité plus ou moins grande des eaux de l'amnios, et la position de l'enfant dans l'utérus, le rendent quelquefois difficile à saisir; cependant, avec un peu d'attention et le secours du stéthoscope, ou même avec l'oreille seulement, on finit par le découvrir. Ce signe, extrêmement utile pour la constatation de la grossesse, peut aussi avoir une grande importance lorsqu'il s'agit de prendre un parti dans un cas de dystocie du bassin. Je dois dire que, dans un petit nombre de cas seulement, mes recherches sur ce point sont demeurées sans résultat.

Il est essentiel pour le praticien de pouvoir reconnaître l'existence de ce bruit : avec un peu d'habitude on y parvient aisément, et l'on se crée ainsi un élément de certitude de plus.

L'honneur de ce nouveau mode d'exploration appartient à M. Kergaradec, qui a établi sur ce point un corps de doctrine, et a donné par là un signe pathognomonique de plus pour constater la grossesse et la vie du fœtus, ce qui est très-important dans quelques circonstances. M. Michaelides a publié en 1837 une fort bonne thèse sur ce sujet.

DU TOUCHER ABDOMINAL.

Le toucher abdominal est d'un trop grand secours en obstétrique pour qu'on puisse le négliger. Nous nous en sommes avantageusement servi dans un grand nombre de cas dont nous aurons occasion de parler plus tard, et sans lui nous aurions plus d'une fois hésité pour porter un jugement. Grâce à l'emploi de ce moyen, les recherches de l'accoucheur se trouvent simplifiées. Les deux mains se prêtent un mutuel secours : ce que l'une pourrait laisser échapper, l'autre le découvre. Tandis que l'une explore les parties internes de la génération, l'autre parcourt l'abdomen, et cette double investigation assure d'autant mieux la constatation de la vérité.

Toutefois si le toucher abdominal est d'une utilité reconnue en tokologie, il ne saurait en général fournir à lui seul les éléments nécessaires pour formuler un diagnostic certain, ainsi que l'enseignent quelques auteurs. À cet égard la pratique nous impose une sage réserve. Dans quelques cas, à l'époque de deux ou trois mois, même après l'emploi simultané du toucher abdominal et du toucher vaginal, on est embarrassé pour se prononcer. Il règne une si grande incertitude dans les phénomènes d'une grossesse qui commence, que l'homme prudent ne doit jamais se prononcer légèrement. Si les difficultés semblent souvent s'aplanir et disparaître sous la plume du théoricien, il en est tout autrement pour le praticien.

Après avoir signalé l'insuffisance de ce moyen d'exploration, nous allons entrer dans quelques détails sur les avantages qu'on en peut retirer ; nous considérerons successivement le toucher abdominal chez la femme primipare, et
chez celle qui est enceinte après une ou plusieurs grossesses.

La paroi abdominale chez la femme jeune qui n'a point
eu d'enfants présente un aspect différent selon qu'il existe
de l'embonpoint ou que le tissu adipeux est peu abondant.
Dans le second cas, elle est plate et légérement tendue ; les
épines supérieures et antérieures des os coxaux font saillie ;
la cicatrice du nombril est légérement enfoncée ; la peau
est ferme, lisse et unie ; elle offre un velouté, une fraîcheur
en rapport avec l'âge de la femme ; sa couleur est la même
que sur les autres parties du corps. C'est à peine si l'on peut
en passant la pointe des doigts sur la ligne blanche, reconnaître un intervalle entre les muscles droits.

La femme étant couchée, les cuisses à demi fléchies sur
le bassin, la tête soutenue par un oreiller, les muscles se
trouvent relâchés ; la palpation permet alors, surtout si elle
est aidée de la percussion médiate, de reconnaître l'état normal ou pathologique des viscères contenus dans la cavité
abdominale. Si la femme a de l'embonpoint, la difficulté
de cette appréciation sera plus ou moins grande selon l'é-
paisseur de la paroi abdominale, et la quantité plus ou
moins considérable du tissu adipeux. Quoique la grossesse
ne soit pas un état maladif, elle agit sur le système nerveux,
et souvent les entrailles, par le fait seul de la gestation, se
trouvent, dans les premiers temps surtout, distendues par
des gaz. Si le tissu adipeux est peu abondant vers la fin du
troisième mois, la palpation permettra de reconnaître
le bas-fond de l'utérus, dont la hauteur dépasse d'un pouce
et demi environ le détroit supérieur. Il convient pour cela

de déplacer le paquet intestinal avec la pointe du doigt, en pressant légèrement vers la région hypogastrique. S'il s'élevait quelques doutes, on ferait évacuer la vessie, et le plessimètre aiderait à les dissiper. Mais si la grossesse ne date que de six à huit semaines, le bas-fond de l'utérus se trouve encore au niveau du détroit supérieur, et il serait fort difficile d'apprécier l'état de la femme, même avec le secours du toucher vaginal.

Si au contraire le toucher abdominal s'exerce sur une femme qui a de l'embonpoint, l'épaisseur de cette paroi sera un grand obstacle à ce qu'on puisse reconnaître le bas-fond de l'utérus. Il nous est arrivé quelquefois d'échouer dans nos recherches, lorsque la femme, quoique jeune, était grasse, et était parvenue à l'époque de la grossesse que nous avons admise.

Quand le paquet intestinal est distendu par des gaz, la paroi abdominale fait une saillie très-prononcée au-dessus des pubis; quelques précautions qu'on prenne alors pour diriger la pointe des doigts vers l'angle sacro-vertébral, on ne peut y parvenir d'une manière satisfaisante. Si à cette disposition vient se joindre de l'embonpoint, le toucher abdominal ne saurait fournir aucune indication.

A trois mois et demi ou quatre mois, le bas-fond de l'utérus étant déjà élevé de deux pouces et demi à trois pouces au-dessus du détroit, en dirigeant les deux mains avec soin et de concert sur la paroi abdominale, et la déprimant d'avant en arrière et par en bas vers le promontoire, on parvient à reconnaître ce viscère. Il est d'ailleurs nécessaire que le paquet intestinal ne soit pas distendu, et que l'embonpoint soit médiocre; dans le cas contraire, il existerait des doutes pour le praticien consciencieux. Il peut arriver aussi que la palpation, malgré les précautions du médecin, détermine de la douleur : dès qu'elle se manifeste, les muscles abdominaux se contractent. Dans ce cas , toutes les recherches doivent être suspendues, car elles n'aboutiraient à aucun résultat.

Tout en reconnaissant l'utilité du toucher abdominal, nous devions signaler son insuffisance, surtout dans les premiers temps de la grossesse. Dans quelques circonstances, il peut fournir à l'accoucheur de grandes probabilités , car la tumeur formée par le développement de l'utérus a un caractère particulier. Elle a son siége au centre du bassin, elle est dure , résistante, ovoïde, légèrement mobile, et sans aucune adhérence avec les organes qui l'entourent; les fosses iliaques restent libres des deux côtés. A trois mois et demi ou quatre mois , cette tumeur est pour ainsi dire pointue à la partie moyenne et antérieure au-dessus du pubis. Si les intestins sont distendus, la région des flancs est plus saillante; ce signe seul a suffi quelquefois pour révéler l'existence d'une grossesse chez des femmes intéressées à la dissimuler.

A quatre mois et demi la palpation fait reconnaître une tumeur plus arrondie, plus élevée au-dessus du détroit, et qu'on peut circonscrire aisément si l'embonpoint est médiocre; elle est mobile et se laisse refouler pour reprendre aussitôt sa première position. Après ce terme, qui ne peut laisser aucune incertitude ni à la mère ni à l'accoucheur, l'utérus gagne en hauteur environ un pouce et demi par mois, de telle sorte qu'à la fin du neuvième mois, il est au niveau de la région épigastrique. La plupart des faits que nous avons observés établissent que l'utérus pendant la gestation gagne dans son diamètre longitudinal de dix-huit à vingt lignes par trente jours, ce qui donne à la fin de la grossesse à ce diamètre une étendue de 13 pouces et demi à 15 pouces. C'est en effet la mesure ordinaire. Quant aux diamètres transversal et antéro-postérieur, quoiqu'ils ne soient pas entièrement de même longueur, on pourrait également déterminer leur augmentation moyenne : elle serait environ d'un pouce par mois.

A cinq mois, le bas-fond est à un pouce et demi au-dessous du nombril; à six, au niveau de cette cicatricule; à sept, à un pouce au-dessus, et quelquefois davantage; à huit mois, à un pouce et demi au-dessous de la région épigastrique : à neuf mois révolus, au niveau de cette région, très-rarement au-dessus. Le volume de l'utérus indique la quantité des eaux de l'amnios, la grosseur du fœtus. Enfin la palpation peut aussi quelquefois faire reconnaître la grossesse double.

Lorsque le bas-fond dépasse l'ombilic, la paroi abdominale est fortement tendue, la couleur de la peau devient plus foncée, l'épiderme présente de petits espaces luisants; des vergetures s'y font remarquer, surtout sur les côtés de la région ombilicale. La ligne blanche s'élargit d'un pouce et demi à deux pouces, notamment vers le milieu de l'espace compris entre le pubis et le nombril. Les doigts placés dans cet élargissement sentent l'utérus aussi distinctement qu'à travers l'épaisseur de quelques feuilles de papier; c'est dans cet espace que la couleur de la peau est plus prononcée; s'il existe des obliquités, il est facile de les constater : la palpation permet aussi de s'assurer de la mobilité de ce viscère.

Chez la femme qui a déjà fait des enfants, et qui est enceinte de deux mois et demi à trois mois, il sera plus facile par la palpation de constater son état; la paroi abdominale étant plus laxe, l'écartement de la ligne blanche très-prononcé, en y appliquant la pointe des doigts, on rencontrera de suite le bas-fond de l'utérus; le peu d'épaisseur de cette partie permettra de s'assurer mieux que partout ailleurs que l'utérus à cette époque de la grossesse est rarement dévié;

il se trouve au centre du détroit supérieur. La position horizontale favorise ces recherches : on n'éprouvera d'obstacle pour établir le diagnostic, que dans le cas où le tissu graisseux sera abondant, où le paquet intestinal sera distendu par des gaz ; l'une ou l'autre de ces deux causes suffirait pour rendre la palpation presque inutile, à plus forte raison si elles existent en même temps.

La palpation apprend à reconnaître l'épaisseur de la paroi abdominale, et souvent celle de l'utérus à travers la ligne blanche. Quand cette dernière est très-mince, ce qui arrive quelquefois, l'accoucheur ne saurait prendre trop de précautions pour en éviter la rupture pendant le travail, surtout s'il est forcé de faire la version.

La peau du ventre, chez la femme qui a fait des enfants, porte un cachet qu'il est aisé de reconnaître, en ce qu'elle est laxe, mobile sur les muscles sous-jacents : elle est ridée et comme plissée. Dans le cas de grossesse parvenue à son terme, quoique la peau soit tendue, elle n'en conserve pas moins les traces des grossesses précédentes ; seulement elles sont moins manifestes.

Les considérations dans lesquelles nous sommes entré sur le toucher ne sont que le résultat d'idées générales, qui sont elles-mêmes l'expression de faits particuliers recueillis dans une longue pratique. C'est un résumé de tout ce qui a été observé sur cette branche de la médecine. Le jeune praticien ne trouve dans les généralités que des vues esquissées à grands traits, dont l'application dans l'exercice de son art présente de nombreuses difficultés. Si la médecine se bornait à l'étude des traités généraux, la science demeurerait presque stationnaire, car, au moment de faire usage des principes acquis, l'esprit serait obligé de se livrer à un calcul d'analyse ; de graves erreurs pourraient se glisser dans les combinaisons auxquelles il faudrait avoir recours. Aussi les anciens médecins, comme les modernes, ont-ils adopté une marche plus rationnelle. Elle consiste à citer les faits tels qu'on les a pris sur la nature. C'est dans la reproduction de ces faits que se trouve indiquée la conduite à tenir par le praticien. Sur toutes les parties des accouchements, hors le toucher, on trouve de nombreuses et utiles observations. Pour combler cette lacune, nous allons citer celles que nous avons recueillies sur un grand nombre de femmes, tant dans notre amphithéâtre que dans notre pratique particulière; nous indiquerons en même temps la valeur de chacun des signes observés. Par ce moyen nous arriverons à un résultat plus positif, et l'application deviendra plus facile.

Nous avons pensé qu'il était possible de faire la clinique sur le toucher, aussi bien que sur les maladies. Par le toucher, l'accoucheur interroge tous les organes soumis à son investigation, comme le médecin qui examine un malade; seulement ce dernier peut faire usage de plusieurs sens pour constater les symptômes, tandis que l'accoucheur ne peut avoir recours qu'au toucher. Cependant, avec l'habitude d'explorer les parties de la génération chez la femme, on arrive dans l'immense majorité des cas à ce degré de certitude qui permet d'établir un diagnostic sans aucune hésitation. Aussi dans nos cours avons-nous toujours fait la clinique sur le toucher avec des résultats aussi positifs, aussi précis qu'en médecine; et nous arrivions à constater avec la plus grande exactitude l'état d'une femme enceinte, ou qui ne l'était pas, ou dont les organes ne se trouvaient pas dans les conditions normales.

Nous allons citer avec quelques détails un assez grand nombre d'observations sur chacun de ces trois états de la femme. Elles ont été pour la plupart recueillies dans mon amphithéâtre, en présence des nombreux élèves qui suivaient mes cours, par MM. Tasset et Odou Maigne, mon neveu, tous deux docteurs en médecine, et prévôts de ma salle, qui avaient tour-à-tour l'extrême obligeance de prendre des notes pendant ma leçon clinique. Je saisis avec empressement l'occasion de leur en témoigner ici toute ma gratitude.

PREMIÈRE OBSERVATION.

La femme N*****, âgée de vingt-trois ans, nouvellement mariée, n'est pas enceinte. Elle est d'un tempérament bilieux, d'une bonne constitution, réglée depuis l'âge de quinze ans sans interruption. La fourchette est intacte : les grandes lèvres sont dans l'état normal ; les petites lèvres sont à peine marquées. Le méat urinaire est caché sous l'arcade pubienne ; l'entrée du vagin est étroite, les rugosités de la muqueuse de ce canal sont très-prononcées et peu humides.

Le doigt dirigé profondément en haut et en arrière ne peut atteindre l'angle sacro-vertébral. Cette recherche a occasionné une légère douleur à la femme, dont le vagin nous a paru un peu moins long que dans l'état ordinaire.

L'excavation du bassin et le détroit inférieur sont bien conformés.

Le col utérin est fusiforme, situé à deux pouces de profondeur, à peu près au centre de l'excavation du bassin et au niveau de l'arcade pubienne. Sa longueur est de sept lignes en arrière, un peu moins en avant ; il a environ sept à huit lignes de diamètre à sa base ; son tissu est résistant. Le museau de tanche est couvert par la pulpe du doigt : les lèvres antérieure et postérieure sont à peine marquées. La ligne de séparation de ces deux lèvres est à peine sensible ; l'orifice du museau est petit et pourrait tout au plus permettre l'introduction d'un très-petit tuyau de plume ; le pourtour de cette ouverture est arrondi et lisse.

En soulevant l'utérus, on remarque sa légèreté ; il est si mobile, qu'on le dirige dans tous les sens avec la plus grande facilité.

La paroi abdominale est tendue et légèrement chargée d'embonpoint : son épaisseur et sa résistance ne permettent pas à la main placée sur la région hypogastrique de reconnaître le bas-fond de l'utérus. La ligne blanche n'est pas distendue.

Diagnostic.

Deux questions se présentent à résoudre : 1° Cette femme a-t-elle fait des enfants ?

Lorsqu'une femme a eu un ou plusieurs enfants, il en reste des traces qui ne s'effacent jamais. Ainsi, la fourchette est ordinairement déchirée, le méat urinaire saillant, le col utérin plus gros et plus court, les lèvres du museau développées : on y remarque des cicatricules ; l'ouverture qui les sépare est inégale, large et aplatie d'avant en arrière ; la peau de la paroi abdominale est ridée et mobile sur les muscles sous-jacents ; la ligne blanche est distendue. Sur cette femme, nous n'avons rencontré aucun de ces signes ; leur absence démontre qu'elle n'a point fait d'enfants.

2°. Est-elle enceinte ? Chez la femme enceinte de quelques semaines seulement, il n'est encore survenu aucun changement matériel à l'aide duquel on puisse reconnaître avec certitude l'existence de la grossesse. On peut cependant la soupçonner, surtout si l'utérus paraît plus pesant et moins mobile que dans l'état ordinaire, s'il y a suppression des règles, si enfin l'on observe quelques variations dans l'ensemble de la santé. Chez cette femme il n'existe aucun de ces phénomènes. Nous sommes donc amené à conclure qu'il n'y a point de grossesse.

La femme, interrogée, a confirmé notre opinion.

DEUXIÈME OBSERVATION.

Catherine C*** est âgée de vingt-deux ans , d'une bonne constitution , d'un tempérament sanguin; la menstruation est régulière.

Les grandes lèvres sont épaisses; leur bord libre est légèrement arrondi, ainsi qu'on le remarque souvent chez les femmes de cet âge; les petites lèvres sont peu développées; le méat urinaire n'est point saillant; la fourchette est intacte. L'entrée du vagin est étroite, les rides de ce canal sont prononcées. En le parcourant, on trouve qu'il a l'étendue ordinaire. Le doigt, porté en haut et en arrière, ne peut atteindre l'angle sacro-vertébral; l'excavation du bassin et le détroit inférieur sont dans l'état normal.

Le col utérin est à deux pouces et demi de profondeur; le museau est au niveau de l'arcade du pubis. La longueur de ce col est d'environ huit lignes : il est de forme cônique, gros environ comme la dernière phalange du doigt annulaire , et fortement incliné à gauche et en arrière, ce qui présente quelques difficultés pour le contourner; la longueur de ce col étant un peu plus considérable que dans l'état ordinaire, et le tissu offrant un peu moins de résistance , il ploie sur lui-même vers son centre sous le doigt qui cherche à l'explorer; cette disposition donne lieu à l'obstacle qu'on rencontre. La pulpe du doigt recouvre entièrement le museau de tanche. Les lèvres sont à peine marquées , ainsi que la ligne de séparation qui existe entre elles; l'ouverture est petite et arrondie, la muqueuse qui recouvre ces parties est lisse et unie.

La main placée sur l'abdomen ne trouve point d'écartement dans le trajet de la ligne blanche; la paroi abdominale est résistante; la peau qui la recouvre est tendue, et ne pré-

sente aucune espèce de rides. L'utérus est léger et très-mobile, le doigt explorateur le soulève aisément. En raison du
tissu adipeux qui augmente l'épaisseur de la paroi de l'abdomen, et la tension des muscles sous-jacents, on ne peut, en
appuyant sur la région hypogastrique, reconnaître le bas-
fond de l'utérus. Nous devons faire observer ici que, chez
la femme qui n'a point fait d'enfants, il est rare, quelle que
soit la position qu'on lui fasse prendre pour la toucher, de
parvenir à découvrir le bas-fond de ce viscère; le paquet
intestinal qui se trouve placé au-devant en est la principale
cause : le défaut de laxité de la paroi abdominale ajoute
encore à la difficulté.

Trois questions doivent être résolues à l'aide des faits
qui viennent d'être signalés.

1°. Cette femme a-t-elle fait des enfants ? L'état des parties externes de la génération, du col utérin et de la paroi
abdominale donne la certitude qu'elle n'est point accouchée. Pourrait-on affirmer qu'elle n'a point fait une fausse
couche ?

Une fausse couche à six semaines ou deux mois ne peut
s'effectuer que par l'agrandissement de l'ouverture du col.
Dès que cette ouverture a été dilatée au point de livrer passage à l'embryon et à ses annexes, le col utérin a été légèrement déformé et ne reprend plus son premier état. Chez
cette femme, il n'y a point eu même de fausse couche,
car les parties sont dans les conditions normales.

2°. Cette femme est-elle enceinte ?

Une grossesse de quelques jours ne peut être constatée;
la science n'est point encore assez avancée pour cela. Mais
lorsque la grossesse remonte à six semaines ou deux mois,
on trouve l'utérus plus lourd, plus volumineux et plus
évasé; ces signes réunis donnent seulement de fortes présomptions. Ici nous avons reconnu que la matrice était lé-

gère et mobile ; nous sommes donc autorisé à déclarer que la femme n'est point enceinte.

3°. Si cette femme devient enceinte, pourra-t-elle accoucher heureusement?

La conformation du bassin étant favorable, ainsi que celle des parties de la génération, la délivrance sera facile. Quant aux événements qui sont indépendants de l'organisation matérielle, nous n'avons point à nous en occuper pour le moment.

TROISIÈME OBSERVATION.

La femme P****, âgée de quarante-trois ans, est encore réglée et d'une bonne constitution. La fourchette n'est point déchirée; le repli de la peau dont elle est formée est laxe, les grandes lèvres sont aplaties, le bord libre est mince, les petites lèvres sont à peine marquées; le méat urinaire n'est point saillant; l'entrée du vagin est large, les rugosités de la muqueuse de ce canal sont presque effacées; il n'existe point d'humidité dans ce conduit.

Le doigt, dirigé en haut en arrière, et profondément, ne peut atteindre l'angle sacro-vertébral. L'excavation du bassin et le détroit inférieur sont bien conformés.

Le col utérin est situé à deux pouces de profondeur derrière les pubis; le museau est au niveau de l'arcade. Sa longueur est de cinq lignes en arrière, de quatre en avant; il a environ sept lignes de diamètre à sa base. Son tissu est peu résistant et fléchit aisément sous le doigt qui le presse. Le museau de tanche est couvert par la pulpe du doigt; la lèvre antérieure est un peu plus prononcée et plus étendue que la postérieure; elle dépasse légèrement cette dernière et forme un bourrelet dont le bord libre est un peu aplati; la muqueuse qui les recouvre est lisse et unie. La ligne qui les sépare est peu marquée ; l'orifice du museau est petit et pourrait tout au plus admettre un tuyau de plume de corbeau. Le pourtour de cette ouverture est arrondi et ne présente aucune inégalité. En soulevant l'utérus, on remarque sa légèreté : il est si mobile, qu'on le dirige dans tous les sens avec la plus grande facilité.

La paroi abdominale est chargée d'embonpoint. Son épaisseur ne permet pas à la main placée sur la région hypogastrique de reconnaître le bas-fond de l'utérus. La ligne blanche n'est pas distendue.

Diagnostic.

1°. Cette femme a-t-elle fait des enfants?

Lorsqu'une femme a fait un ou plusieurs enfants, les organes de la génération en conservent des traces indélébiles : la fourchette est déchirée, le méat urinaire est boursoufflé, le col utérin est gros et court, les lèvres du museau sont volumineuses et présentent des cicatricules ; l'ouverture qui les sépare est large, aplatie, inégale ; la peau de la paroi abdominale est ridée, laxe et mobile sur les muscles sousjacents ; la ligne blanche est distendue. Sur cette femme, il y a absence de tous ces signes, ce qui démontre qu'elle n'a point fait d'enfants.

2°. Est-elle enceinte?

Chez la femme enceinte de quelques semaines, aucun signe physique n'établit positivement l'existence de la grossesse. On peut cependant concevoir des doutes, surtout si l'utérus paraît plus pesant, moins mobile que dans l'état ordinaire, s'il y a suppression des règles, si enfin l'on observe quelques variations dans l'ensemble de la santé ; mais du doute à la réalité, il y a une distance énorme. Chez cette femme, indépendamment de son âge qui doit être pris en

considération, nous n'avons remarqué aucun de ces phénomènes. Nous sommes donc amené à conclure qu'il n'y a
point de grossesse.

La femme, interrogée, a confirmé l'opinion que nous
avions émise.

QUATRIÈME OBSERVATION.

La nommée D****, âgée de quarante-six ans, d'une constitution délicate, a cessé d'être réglée depuis trois ans. Les
parties externes de la générationne présentent rien de particulier. L'entrée du vagin est large, les rides de la muqueuse de ce canal sont effacées ; le col utérin est situé à
deux pouces un quart de profondeur : il présente en arrière
deux lignes et demie de longueur, un peu moins en avant ;
son diamètre, à l'insertion du vagin, est de cinq à six lignes.
Le museau de tanche est étroit : les lèvres ne sont pas marquées non plus que la ligne de séparation. L'ouverture est
extrêmement étroite. En soulevant l'utérus, il paraît très-
léger, et les mouvements qu'on lui communique s'exécutent
avec facilité. La main placée sur l'abdomen ne peut, malgré la laxité de la paroi, découvrir le bas-fond. Ce viscère
paraît petit et amaigri : en un mot, il est flétri.

Nous omettons à dessein tous les autres détails, car, l'âge
critique étant passé, nous n'avons à constater que l'état de
l'utérus.

Un plus grand nombre d'observations sur l'état de la
femme qui n'a point fait d'enfants n'offrirait aucun intérêt ;
nous nous bornons à celles qui précèdent et qui ont été
prises à divers âges, pour faire apprécier les différences que
produisent les phases successives de la vie.

PREMIÈRE OBSERVATION.

La femme D*****, âgée de vingt-neuf ans, est d'une bonne constitution.

Parties externes de la génération. — Les grandes et petites lèvres ne présentent rien de particulier : le méat urinaire fait en avant de l'arcade du pubis une saillie assez prononcée ; la fourchette est déchirée, l'entrée du vagin est assez étroite. Cette disposition tient à l'action du muscle orbiculaire et au développement du tissu érectile qui existe à l'entrée de ce canal. En pénétrant dans ce conduit, on trouve en avant le bas-fond de la vessie qui est remplie d'urine et représente une tumeur ; en arrière, le rectum, qui est distendu par la présence de *feces*, fait proéminer en avant la paroi postérieure du vagin. La disposition anatomique de ces deux réservoirs fait apprécier la valeur qu'on doit attacher à ces deux saillies : le doigt, dirigé en arrière et en avant, fait distinguér aisément l'état de plénitude ou de vacuité dans lequel ils peuvent se trouver.

La membrane muqueuse vaginale est légèrement humide ; les rides sont apparentes, le doigt, porté en haut et en arrière, ne rencontre point l'angle sacro-vertébral ; l'excavation du bassin et le détroit inférieur sont dans les conditions normales.

Le col utérin est à deux pouces et demi de profondeur,

à peu près au centre du bassin; il est dirigé un peu à gauche, et se trouve presque au niveau de l'arcade pubienne; il a environ quatre lignes de longueur en arrière, trois en avant, et deux sur les côtés. Son diamètre, dans la partie supérieure, est de douze à quatorze lignes; son tissu est peu résistant, et la muqueuse qui le recouvre est légèrement ramollie.

Museau de tanche. — Les deux lèvres, antérieure et postérieure, sont grosses comme de petits tuyaux de plume, et fléchissent sous la pression du doigt. La première, plus étendue que la seconde, offre vers son centre une élévation d'une ligne et demie qui se dirige en arrière; la lèvre postérieure laisse apercevoir sur son bord arrondi deux inégalités du volume d'un petit grain de millet; la ligne de séparation est profonde.

L'ouverture du col est aplatie d'avant en arrière, et peut avoir latéralement cinq ou six lignes d'étendue; son entrée est irrégulière.

En soulevant l'utérus, on le trouve léger; il exécute facilement les mouvements qui lui sont imprimés. La peau de l'abdomen est ridée et mobile sur les muscles sous-jacents. La ligne blanche est large de deux pouces vers le milieu de l'intervalle qui sépare le nombril des pubis. En appuyant avec l'extrémité des doigts de la main gauche sur cet espace, et poussant par en bas dans la région hypogastrique, en éloignant les intestins, et en soulevant l'utérus avec le doigt explorateur, on reconnaît le bas-fond de cet organe, dont le diamètre longitudinal ne présente approximativement que deux pouces et demi.

L'énumération de ces faits nous amène aux conséquences suivantes :

1°. La saillie du méat urinaire, la déchirure de la fourchette, la grosseur du col, son raccourcissement, l'état des lèvres du museau de tanche avec ses inégalités, l'agrandissement de l'ouverture et son irrégularité, l'élargissement de la ligne blanche, les rides de la peau et sa mobilité sur la paroi abdominale sont des indices certains que cette femme est précédemment accouchée, et à terme.

2°. La mobilité de l'utérus, sa légèreté, l'étendue de son diamètre longitudinal nous autorisent à penser qu'elle n'est point enceinte.

3°. La conformation du bassin et des parties molles donne lieu de croire qu'elle a dû accoucher heureusement.

4°. Enfin la grosseur du col, des lèvres, du museau, leur mollesse, ainsi que celle de la muqueuse, semblent indiquer que ces parties n'ont pas encore repris leur état normal depuis l'accouchement. Nous pensons donc que cette femme est accouchée depuis deux mois, deux mois et demi au plus.

La femme, interrogée après la clinique, a déclaré être accouchée depuis deux mois. Elle a également confirmé notre diagnostic sur les autres points.

DEUXIÈME OBSERVATION.

La nommée G******, âgée de trente-deux ans, d'une bonne constitution, d'un tempérament bilioso-sanguin, jouit d'une bonne santé ; elle est réglée depuis l'âge de quatorze ans sans interruption.

La fourchette est intacte ; les grandes et petites lèvres ne présentent rien de particulier ; le méat urinaire est peu prononcé ; l'entrée du vagin est légèrement étroite ; les rugosités de la muqueuse de ce canal sont marquées. Le doigt, dirigé en haut et en arrière, ne peut atteindre l'angle sacro-vertébral. Le bassin est bien conformé sur tous les points.

Le col utérin est situé à deux pouces un quart de profondeur ; le museau est un peu au-dessous du niveau de l'arcade du pubis. La longueur du col est de quatre lignes en arrière et de trois et demie en avant. Le tissu en est résistant ; il a de dix à onze lignes de diamètre à sa base. Les lèvres du museau sont très-marquées ; la ligne de séparation est profonde. La lèvre antérieure, plus étendue que la postérieure, porte vers son milieu un petit tubercule ; la postérieure présente sur son bord arrondi deux petites élévations un peu moins volumineuses que des grains de millet.

L'ouverture du col est légèrement aplatie d'avant en arrière, et présente latéralement une étendue de quatre à cinq lignes. L'entrée est irrégulière.

En soulevant l'utérus, on remarque qu'il est léger et très-mobile.

La peau qui recouvre la paroi abdominale est lisse et n'offre pas une seule ride. Elle n'est nullement mobile sur les parties sous-jacentes ; une assez grande quantité de tissu adipeux la sépare des muscles de cette paroi. La ligne blanche ne paraît pas avoir été distendue. La main placée sur l'abdomen ne peut reconnaître le bas-fond de l'utérus, quoique le doigt explorateur l'ait soulevé autant qu'il était possible.

Si l'on devait se prononcer d'après les phénomènes extérieurs, on serait autorisé à annoncer que cette femme n'est point accouchée, surtout d'un enfant à terme.

Mais, si l'on considère les changements survenus au col utérin, il est évident que la déformation de cet organe ne peut être que le résultat d'une grossesse arrivée à terme, et qui a dû se terminer heureusement, eu égard à la bonne conformation du bassin.

Enfin la mobilité de l'utérus, sa légèreté, l'absence de

tous les signes qui pourraient même faire soupçonner la grossesse, nous autorise à penser que cette femme n'est point enceinte.

Aux questions que nous lui avons adressées, elle a répondu qu'elle était accouchée à l'âge de quinze ans; que les douleurs de l'enfantement s'étaient prolongées pendant quarante-huit heures; qu'elle avait été délivrée par le forceps; que l'enfant était venu mort, qu'il pesait sept livres; qu'elle n'en avait pas eu d'autre depuis cette époque.

A ces observations nous en ajouterons quelques-unes recueillies sur des femmes qui avaient déjà fait des enfants, mais qui n'étaient plus aptes à en faire. Pour éviter d'inutiles répétitions, nous nous bornerons à rappeler l'état de l'utérus seulement chez ces femmes.

PREMIÈRE OBSERVATION.

Rosalie II*****, âgée de quarante-cinq ans, réglée à seize, mariée à vingt-deux, est d'un tempérament bilioso-sanguin, et jouit d'une santé régulière.

Signes recueillis par le toucher. Le périnée ne présente que neuf lignes d'étendue. La fourchette est profondément déchirée, le méat urinaire saillant, ainsi que le bas-fond vésical; les grandes lèvres sont petites, minces, les nymphes à peine marquées; l'entrée du vagin est large. A quelques lignes au-dessus, et à la paroi postérieure, on rencontre un gros bourrelet formé par le relâchement de la muqueuse de ce canal. Le vagin est plus court que dans l'état normal; les rides en sont effacées. Le doigt explorateur, porté en haut et en arrière, rencontre l'angle sacro-vertébral. Après avoir mesuré la distance qui le sépare de l'arcade du pubis et défalqué l'obliquité, nous trouvons pour le diamètre antéro-postérieur trois pouces et demi.

Le col utérin est situé à deux pouces un quart de profondeur; cet organe est complètement effacé. On trouve les lèvres du museau au niveau de l'insertion du vagin : elles sont peu marquées et résistantes; on y sent de petits tubercules. L'ouverture est large, enfoncée et un peu arrondie.

La paroi abdominale est déjetée en avant et parsemée de rides; la ligne blanche est large. La main appliquée sur cette paroi ne peut, en plongeant dans l'excavation, reconnaître le bas-fond de l'utérus. Cet organe est excessivement léger et mobile; il nage en quelque sorte au milieu du bassin.

Ces divers phénomènes sont trop bien dessinés pour qu'il puisse s'élever le moindre doute sur leur signification.

Cette femme est certainement accouchée, et d'enfants à terme; mais le travail a dû être long et pénible, s'ils avaient acquis tout leur développement. Nous ajouterons qu'elle n'est point enceinte. La petitesse, l'amaigrissement, le racornissement de l'utérus indiquent que ce viscère n'est plus apte à la fécondation. L'expression qui caractérise le mieux cet état du col, est celle dont se servait Baudelocque. Il disait pour le désigner : le col est usé.

Cette femme a déclaré être accouchée de quatre enfants, et avoir fait deux fausses couches. Son premier enfant était petit; l'accouchement n'a duré que deux heures. Le dernier était plus gros; les douleurs se sont soutenues pendant treize heures sans interruption. La diminution du diamètre antéro-postérieur explique la longueur du travail et les difficultés que la tête a rencontrées à son passage.

DEUXIÈME OBSERVATION.

La femme B***** est âgée de quarante-huit ans : constitution bonne, menstruation irrégulière, et par suite santé variable.

Le col utérin, situé à deux pouces de profondeur, se trouve un peu au-dessous du niveau de l'arcade pubienne; sa longueur est de deux lignes et demie en arrière, de deux en avant; il présente un diamètre de sept à huit lignes; le tissu est résistant et la muqueuse qui le recouvre peu humide. Les lèvres du museau sont prononcées, le bord libre est aplati; de petites inégalités se font remarquer sur la lèvre postérieure; les commissures sont légèrement sensibles. L'ouverture a de quatre à cinq lignes d'étendue; elle est aplatie d'avant en arrière; son entrée est irrégulière. En soulevant l'utérus, on remarque sa légèreté et sa mobilité.

La main, placée sur l'abdomen, reconnaît, à la laxité des parois, aux rides de la peau, à l'écartement de la ligne blanche, les signes non équivoques de grossesses qui ont eu précédemment lieu. Cette laxité de la paroi abdominale permet de distinguer le bas-fond de l'utérus. L'intervalle qui sépare la main appliquée sur le ventre et le doigt introduit dans le vagin, permet de juger approximativement que le diamètre longitudinal de ce viscère est minime.

On voit que l'utérus a perdu de son volume, et qu'il a cessé d'être apte à ses premières fonctions.

Lorsqu'on touche une femme quelques années après qu'elle a perdu, l'utérus est encore réduit à de plus petites dimensions.

Il est des femmes qui perdent étant encore jeunes. Dans

ces cas rares, l'utérus conserve long-temps son volume ordinaire.

Pendant la durée de l'âge critique, on trouve quelquefois, sans qu'il existe de maladie, le col assez prononcé. Mais aussitôt que cette révolution s'est accomplie, l'utérus revient sur lui-même et se flétrit. Chez les vieilles femmes, cet organe est réduit à l'état rudimentaire : le sexe, sous ce point de vue, a complètement disparu.

On s'explique d'ailleurs parfaitement cet anéantissement des facultés génératrices. La nature, toujours prévoyante, n'a pas voulu que la femme chez laquelle la vie a perdu avec l'âge une partie de son énergie, pût encore devenir mère. On comprend que l'enfant d'une femme de soixante ans ou plus viendrait au monde avec des conditions d'existence trop défavorables; car il n'aurait été nourri dans le sein de sa mère que par des humeurs privées de cette vitalité qui n'appartient qu'à la jeunesse, et dès sa naissance il porterait le cachet de la vieillesse. La nature a donc sagement fixé un terme au-delà duquel tout devient impuissance. Ce terme, dans notre climat, est compris entre quarante et cinquante ans. Quand la femme est parvenue à cet âge, l'utérus, qui jouait un si grand rôle dans son économie, devient complétement passif; sa sphère d'activité est détruite. Dès lors il se rapetisse, il maigrit et se flétrit sans retour.

Les observations qui précèdent nous ont servi à constater les signes au moyen desquels le toucher permet de distinguer la femme qui a fait des enfants de celle qui n'est point devenue mère. Ces deux états, ainsi que celui de la femme qui a cessé d'être apte à la fécondation, nous paraissent assez caractérisés pour qu'il ne soit plus possible de les méconnaître.

Avant de passer aux diverses modifications que subit l'utérus pendant les phases successives de la grossesse, nous devons signaler les changements qui s'opèrent sur le col utérin par le fait de la *fausse-couche*; nous voulons parler de l'avortement qui survient dans les premiers mois de la grossesse, à une époque où le fœtus n'est pas viable. S'il était viable, comme la loi le reconnaît à la fin du sixième mois, nous entrerions dans la catégorie des accouchements prématurés, dont les traces seraient à peu près les mêmes que celles de l'accouchement à terme.

Lorsqu'il s'est déjà écoulé un espace de cent-quatre-vingts jours depuis le moment de la conception, les diamètres de la tête sont déjà assez développés pour que le col utérin qui lui a livré passage ne puisse plus reprendre son premier état. Nous ne voulons parler ici que des femmes qui ont fait des fausses-couches à l'époque de trois ou quatre mois, et sur lesquelles on ne pratique le toucher que long-temps après cet accident. Sans doute chez ces femmes le col utérin, qui s'est dilaté pour livrer passage au fœtus et à ses annexes, doit subir quelques changements; mais ces changements sont à peine appréciables, et tiennent à des nuances imperceptibles. Ils ne sont réellement saisissables que dans les premiers temps qui suivent la fausse-couche; mais au bout de quelques mois la déformation du col ne serait plus assez complète pour donner une entière certitude.

OBSERVATION.

La femme B******, âgée de vingt-six ans, fortement constituée, d'une bonne santé, fut touchée dans notre amphithéâtre en 1836.

Les parties externes de la génération ne présentaient aucune trace d'accouchements antérieurs; le vagin était dilaté, ainsi que l'entrée de ce canal; le bassin était dans l'état normal, le col utérin était à deux pouces et demi de profondeur au centre pelvien; il était fusiforme et présentait une longueur de six ou sept lignes en arrière, de cinq à six en avant ; il offrait à l'insertion du vagin un diamètre de huit à neuf lignes ; le tissu était résistant, le museau dépassait quelque peu la pulpe du doigt appliquée dessus. Les lèvres antérieure et postérieure paraissaient un peu plus prononcées que chez la femme dont l'utérus n'a éprouvé aucun changement. La ligne de séparation entre ces lèvres est plus marquée que dans l'état habituel ; l'orifice est arrondi, légèrement évasé : on pourrait y introduire le tuyau d'une plume à écrire. La muqueuse qui le recouvre n'a pas le même poli que chez la femme qui n'est point devenue mère. Il n'existe sur la paroi abdominale ni sur la ligne blanche aucun indice de nature à faire soupçonner une ancienne grossesse. L'embonpoint de la femme n'a pas permis à la main placée sur l'abdomen de reconnaître le bas-fond de l'utérus, bien qu'il fût en même temps soulevé par le doigt explorateur qui a constaté sa légèreté et sa mobilité. De tous ces faits réunis, on était en droit de conclure que la femme n'avait point fait d'enfant, puisque les parties de la génération semblaient encore être dans leur état primitif ; mais les lèvres du museau étaient légèrement prononcées, les commissures un peu marquées, l'orifice un tant soit peu plus étendu ; la muqueuse qui en recouvrait l'évasement n'avait pas le velouté qui existe chez la femme primipare. Nous avons donc annoncé, en terminant la clinique, que cette femme n'était point accouchée d'un enfant à terme, mais qu'elle avait dû faire une fausse-couche à l'époque de quatre mois.

Elle a confirmé notre diagnostic, en ajoutant que cet accident lui était arrivé depuis trois mois environ.

Plus la fausse-couche est voisine du moment de la conception, moins les traces en sont sensibles. Il faut donc reconnaître qu'il est difficile, en pareilles circonstances, d'établir un diagnostic de quelque valeur, et que, même avec une certaine habitude du toucher, il est prudent de se tenir sur la réserve.

Cette observation sera la seule que nous citerons sur cette matière; toutes celles que nous avons recueillies sur ce point ont trop de ressemblance entre elles pour que le lecteur p ût y trouver quelque intérêt.

DU TOUCHER PENDANT LA GROSSESSE.

Après avoir fait connaître avec quelques détails les phénomènes qui indiquent que la femme est ou n'est pas accouchée, nous allons maintenant nous occuper du toucher
pendant la grossesse, et rapporter les observations que nous
avons recueillies aux différentes époques de la gestation sur
des femmes enceintes.

PREMIÈRE OBSERVATION.

Grossesse douteuse.

La femme D***, âgée de vingt-huit ans et d'une bonne
constitution, n'est plus réglée depuis deux mois.

Les grandes lèvres sont allongées et minces, les petites
peu apparentes ; le méat urinaire est saillant, la fourchette
déchirée, l'ouverture du vagin large ; la muqueuse qui le
tapisse est humide ; les rides sont peu prononcées.

En dirigeant le doigt en haut et en arrière, on rencontre
l'angle sacro-vertébral ; le diamètre antéro-postérieur du
détroit supérieur ne présente que trois pouces et demi (mesure prise comme nous l'avons déjà indiqué) ; la courbure
du sacrum a la profondeur naturelle ; l'excavation et le détroit inférieur ont les dimensions ordinaires. Cette femme
ne présente aucun caractère de rachitisme : ce qui semble
avoir donné lieu chez elle à la diminution du diamètre an-

téro-postérieur, c'est l'habitude qu'elle a contractée depuis long-temps de porter devant elle un panier à fruits ou éventaire, qui prend son point d'appui sur le ventre, et est soutenu sur la chute des reins par une large courroie. Pour conserver l'équilibre en marchant, elle est obligée de porter le tronc en arrière. Cette attitude forcée est la seule cause à laquelle on puisse attribuer ce vice de conformation.

Le col utérin est situé vers le milieu de l'excavation du bassin, à deux pouces et demi du centre des parties. En tenant le bord radial du doigt explorateur appuyé sur l'arcade du pubis, on rencontre, à la distance que nous venons d'indiquer et sur le même plan, le museau de tanche. Cette disposition est presque constante chez les femmes qui ne sont ni enceintes ni affectées d'un prolapsus.

Le col est incliné à gauche. En le circonscrivant, on trouve qu'il a cinq ou six lignes de longueur en arrière, quatre en avant, un peu moins sur les côtés; son diamètre à sa base est de dix à douze lignes. Le tissu offre la résistance normale. Le doigt, porté en arrière dans le cul-de-sac que forme le vagin à cet endroit, et dirigé en haut, trouve la portion de l'utérus située au-dessus de l'insertion de ce canal un peu plus grosse et plus arrondie que dans l'état ordinaire; la même disposition existe en avant.

La lèvre antérieure du museau de tanche est plus étendue et plus volumineuse que la postérieure; de petites inégalités se font remarquer sur l'une et l'autre. L'ouverture du museau, aplatie d'avant en arrière, a environ six lignes d'étendue latéralement : son pourtour présente plusieurs petites éminences. En soulevant l'utérus on le trouve un peu plus lourd que dans l'état complet de vacuité; il est aussi moins mobile; point de ballottement.

La main, placée sur la région hypogastrique, ne peut, à cause de l'embonpoint et de la distension des intestins, at-

teindre le bas-fond de l'utérus; mais on distingue l'élargissement de la ligne blanche, et les rides de la peau qui couvre
la paroi antérieure de l'abdomen.

Diagnostic.

Cette femme a-t-elle fait des enfants? Les remarques
auxquelles ont donné lieu les observations précédentes nous
dispensent d'insister sur l'affirmative.

Est-elle enceinte? L'utérus nous a paru plus volumineux,
plus pesant et moins mobile; l'écoulement des règles s'est
supprimé depuis deux mois : il y a de fortes probabilités
en faveur de la grossesse. Ces données ne sont cependant
pas assez précises pour qu'on en puisse tirer une entière
certitude. En effet, cette femme dit n'avoir éprouvé ni maux
de cœur ni aucun de ces malaises qui accompagnent si souvent le début de la grossesse. D'un autre côté, comme la
suppression des règles, lorsqu'elle n'est point due à la grossesse, détermine dans un grand nombre de cas la turgescence
de l'utérus, le praticien doit se tenir sur la réserve.

Cette femme a-t-elle pu accoucher sans le secours du
forceps? Si la tête de l'enfant était ordinaire, les efforts de
la nature ont peut-être suffi pour la délivrer. Mais si l'enfant
était gros, s'il pesait seulement de six livres et demie à sept
livres, tout porte à croire qu'elle n'aura pu accoucher naturellement.

La femme, interrogée après la clinique, a déclaré que
son accouchement avait été long et pénible, que son enfant
était venu au monde sans le secours de l'art, et qu'il était
petit. Elle se croit enceinte de deux mois.

DEUXIÈME OBSERVATION.

Grossesse de trois mois.

La nommée Virginie, âgée de vingt-cinq ans, est d'une bonne constitution.

Les grandes lèvres sont tuméfiées, les petites sont peu développées. Le méat urinaire est prononcé, la fourchette est détruite, l'entrée du vagin est large, le bassin est bien conformé.

Le col est à deux pouces un quart de profondeur, un peu au-dessous du niveau de l'arcade pubienne. Sa longueur est de quatre lignes en arrière, de deux en avant; son diamètre est de dix à douze lignes à sa base. Le tissu est dans les conditions normales.

Les lèvres du museau sont arrondies par leurs bords libres, et représentent pour la grosseur le tuyau d'une petite plume à écrire; on y rencontre de légères bosselures. L'orifice externe du col est aplati d'avant en arrière, son diamètre transversal a de six à sept lignes; cette ouverture, dans son pourtour, est comme frangée. En soulevant l'utérus, on remarque qu'il est pesant et peu mobile. Le doigt, porté en arrière et dirigé en haut, reconnaît à travers la paroi vaginale la rotondité de l'utérus; la même disposition existe en avant. L'abdomen est développé. La main, appliquée sur la région hypogastrique, trouve la ligne blanche large; en plaçant la pointe des doigts dans l'intervalle des muscles droits et en la dirigeant en arrière et en bas, on rencontre le bas-fond de l'utérus au-dessus du détroit supérieur. L'élévation et l'abaissement alternatifs de la matrice, opérés par le doigt explorateur et la main gauche, donnent la certitude que l'organe gestateur occupe un plus grand espace que dans l'état ordinaire, et que ses diamètres sont augmentés. On n'obtient pas le ballottement, mais seulement un mouvement d'ensemble. La femme dit ne pas sentir remuer.

Diagnostic.

L'examen des parties démontre que cette femme est déjà accouchée.

Est-elle enceinte? Le développement de l'utérus semble l'indiquer, mais le ballottement n'a pas été reconnu; la mère n'a pas encore senti remuer; les mouvements cardiaques et le souffle placentaire ne se font point entendre. Dans cet état de choses, en affirmant que la femme est enceinte, on courrait peu de chances de se tromper. Toutefois, la prudence exige que pour décider affirmativement la question on attende jusqu'à l'époque où l'on obtient le ballottement, et où la mère sent remuer; car, ainsi que nous l'avons dit précédemment, le développement de l'utérus pourrait être dû à la présence d'un corps autre que le fœtus.

En admettant, ce qui est probable, que la femme soit enceinte, à quelle époque est-elle arrivée? Elle doit être au troisième mois de sa grossesse, car le bas-fond commence à dépasser le détroit supérieur d'un pouce et demi ou deux pouces.

La femme, consultée, a déclaré être accouchée deux fois heureusement; elle se croit enceinte de trois mois passés.

C'est ici le lieu de faire observer qu'il est impossible de fixer à un jour près l'époque de la grossesse. La nature suit une loi générale dont elle ne s'écarte pas; mais il survient tant de variations qui tiennent aux idiosyncrasies, qu'il n'existe pas pour l'accoucheur de règle immuable. Aussi les hommes qui se sont livrés à cette branche de la médecine ont-ils adopté la règle suivante : c'est de prendre quinze jours avant ou après pour assigner une époque. Ainsi, qu'une femme soit enceinte de sept mois; qu'un accoucheur, après l'avoir touchée, annonce une grossesse de six mois et demi; qu'un second, après l'avoir également touchée, la déclare enceinte de sept mois et demi, ni l'un ni l'autre n'aura commis d'erreur, et tous deux auront approché de la vérité autant que le permet l'état actuel de la science. Encore, pour assigner l'époque de la grossesse à quinze ou vingt jours près, en avant ou en arrière, faut-il avoir le tact bien exercé, bien délicat, et une grande habitude du toucher. On ne peut donner qu'une réponse approximative : celui qui s'écarte le moins de la vérité est le plus habile.

TROISIÈME OBSERVATION.

Nous citerons ici, par opposition à la précédente, une observation prise sur une femme qui se disait enceinte de trois mois et demi, et qui ne l'était pas. Ce rapprochement ne sera peut-être pas sans utilité pour les jeunes accoucheurs, qui apprendront à ne pas donner aux phénomènes qu'ils observent plus d'importance qu'ils n'en méritent, et à ne pas se prononcer trop légèrement.

Cette femme est âgée de trente-cinq ans, d'une forte constitution et d'une bonne santé.

Les grandes lèvres sont amincies, et le bord libre est tranchant; les petites lèvres sont peu apparentes, le méat urinaire est saillant, la fourchette est déchirée, l'entrée du vagin ample, la muqueuse qui le tapisse humide, et les rides effacées; on ne peut atteindre l'angle sacro-vertébral. Le bassin est bien conformé dans toutes ses parties : le plancher est épais et résistant. Le col utérin, au niveau de l'arcade du pubis, est placé au milieu de l'excavation du bassin, c'est-à-dire à deux pouces et demi de l'entrée du vagin. En le contournant, on trouve qu'il a de quatre à cinq lignes de longueur en arrière, trois en avant, et autant sur les parties latérales. Il peut avoir de dix à onze lignes de diamètre à sa base. Le tissu est résistant comme dans l'état normal. Le museau ne peut être couvert par la pulpe du doigt ; la lèvre antérieure, plus étendue que la postérieure, est aussi plus prononcée. La ligne de séparation qui existe entre elles est très-marquée : de petites éminences existent sur la lèvre postérieure ; l'antérieure est lisse et sans inégalités. L'ouverture du museau est large de six à sept lignes, aplatie d'avant en arrière ; le pourtour de cette ouverture est comme chagriné ; point de ramollissement.

En soulevant l'utérus, on le trouve léger ; il est surtout très-mobile, et ne présente ni en arrière ni en avant plus de volume qu'à l'état de vacuité. La main placée sur l'abdomen reconnaît que la ligne blanche est dilatée, que la paroi abdominale est laxe. En plaçant la pointe des doigts dans l'intervalle des muscles droits qui sont écartés, et pressant de haut en bas sur la région hypogastrique, tandis qu'avec le doigt explorateur on soulève l'utérus, on distingue le bas-fond de ce viscère, qui ne paraît pas avoir plus de deux pouces et demi dans son diamètre longitudinal.

Les faits qui viennent d'être rapportés nous permettent d'affirmer que cette femme a eu des enfants, mais qu'elle n'est point enceinte. Ces faits sont tellement caractérisés, qu'il serait superflu d'insister sur la démonstration de nos conclusions.

La femme, sur notre demande, répond qu'elle a fait six

enfants et trois fausses-couches, et qu'elle se croit enceinte de trois mois et demi, n'ayant pas vu depuis cette époque.

Si cette femme eût déclaré être enceinte de quinze jours seulement, comme nous n'aurions pu prouver qu'elle se trompait, nous aurions suspendu notre jugement. Mais c'est à tort qu'elle a accusé une grossesse de trois mois et demi ; l'examen des organes nous a démontré le contraire.

QUATRIÈME OBSERVATION.

Grossesse de quatre mois et demi.

Françoise C***** est âgée de vingt-cinq ans, de petite taille, d'une forte constitution, d'une bonne santé.

Les grandes et petites lèvres n'offrent rien de particulier: le méat urinaire est caché sous l'arcade du pubis; la fourchette est intacte, l'entrée du vagin étroite. Ce canal est dans l'état normal; le bassin est bien conformé dans toutes ses parties.

Le col utérin est fusiforme : il est à trois pouces de profondeur et fortement incliné à gauche au niveau de l'arcade du pubis. On éprouve de la difficulté pour le circonscrire : il fléchit sous le doigt qui le presse; sa longueur est de sept à huit lignes en arrière, de six à sept en avant; le diamètre de sept à huit à sa base; le tissu n'a subi aucune modification appréciable. Le museau de tanche offre de très-petites dimensions; la pulpe du doigt le déborde; les lèvres sont à peine marquées, ainsi que les commissures; l'ouverture est petite et arrondie. En portant le doigt en haut et en arrière, on sent au-dessus de l'insertion du vagin une rotondité très-marquée; même disposition en avant. En soulevant l'utérus, on le trouve pesant et peu mobile; on ne peut obtenir le ballottement soit en le provoquant sur le col utérin, soit en plaçant le doigt entre la vessie et l'utérus. Cet insuccès est-il dû à la trop petite quantité des eaux de l'amnios, ou à l'épaisseur encore trop grande de la paroi utérine? C'est ce qu'il est difficile de déterminer. Nous n'avons pu constater qu'un mouvement d'ensemble, ce qui est bien différent pour le diagnostic. La main placée sur l'abdomen distingue à travers la paroi abdominale, qui est légèrement tendue et résistante, une tumeur volumineuse qui dépasse de plus de trois pouces le détroit supérieur. Lorsque cette main appuie dessus, le doigt explorateur reconnaît que cette saillie est réellement produite par le développement de l'utérus. On ne sent pas les mouvements de l'enfant; l'auscultation n'a rien appris.

De tous ces faits découlent deux conséquences : 1° cette femme est primipare ; 2° bien qu'on n'ait pu reconnaître ni le ballottement, ni les mouvements de l'enfant, ni le bruit cardiaque, tout fait présumer l'existence de la grossesse. Si nous avions examiné cette femme dans notre cabinet, nous aurions sans aucun doute reconnu quelques-uns des signes pathognomoniques; mais dans un amphithéâtre, où l'attention ne saurait se concentrer aussi fortement, on laisse échapper ce qui aurait frappé dans un lieu plus calme. L'élévation de l'utérus est une des causes qui nous déterminent à fixer le terme de quatre mois et demi. Le bas-fond dépasse de trois pouces le détroit supérieur, et se trouve placé à deux pouces environ au-dessous du nombril.

La femme, interrogée, répond que ses règles n'ont pas reparu depuis cinq mois ; qu'elle sent remuer depuis quelques jours; qu'elle se croit enceinte de quatre mois et demi, et que sa santé habituelle n'a éprouvé aucun dérangement.

Plus tard cette femme est revenue se faire toucher à notre amphithéâtre, et à huit mois et demi nous lui avons annoncé que son enfant se présentait par le siége. Notre diagnostic était fondé sur ce que nous ne reconnaissions pas par le toucher les signes qui caractérisent la présence de la tête. Le col utérin n'avait pas cet évasement qu'on observe lorsque la tête est placée au détroit supérieur. Nous nous fondions encore sur l'impossibilité d'obtenir le ballottement, et sur le défaut de résistance, en poussant la paroi utérine correspondante au vagin. Cette femme fit ses couches chez madame Mercier : l'événement justifia notre jugement.

Quelque temps après, en touchant une autre femme, nous portâmes un diagnostic semblable, et l'événement vint encore le confirmer. Nous pensons que, dans le dernier mois de la grossesse, il est possible quelquefois, avec un peu d'attention, de reconnaître la position du siége, encore plus facilement celle des pieds ou des genoux.

CINQUIÈME OBSERVATION.

Grossesse de cinq mois.

La nommée Louise D****, âgée de vingt-trois ans, est bien constituée, et jouit d'une bonne santé.

Les parties externes de la génération ne présentent rien de particulier; le bassin est bien conformé. La femme est primipare.

Le col utérin est à deux pouces et demi de profondeur, un peu au-dessus du niveau de l'arcade du pubis. Sa longueur est de cinq lignes et demie en arrière, cinq en avant; son diamètre, à l'insertion du vagin, est de huit à neuf lignes. La muqueuse qui le recouvre paraît un peu ramollie; le tissu sous-jacent a la consistance à peu près normale.

Les lèvres du museau sont marquées ; la ligne de sépa-

5

ration est très-sensible; il n'existe point d'inégalités; l'ouverture est plus prononcée, arrondie et légèrement évasée. La muqueuse, qui est lisse, paraît moins résistante, ainsi que le tissu placé immédiatement au-dessous.

En portant le doigt en arrière et en avant, et refoulant la paroi vaginale, on trouve l'utérus évasé. Le ballottement est sensible : la main, placée sur l'abdomen, reconnaît le bas-fond de l'utérus à un pouce au-dessous du nombril. On ne sent pas les mouvements du fœtus; l'oreille distingue le bruit cardiaque. On soulève difficilement le globe utérin; on ne peut faire exécuter les mouvements de latéralité; la pression sur l'abdomen fait descendre tant soit peu le col.

De tous ces faits on peut conclure que la grossesse existe, et qu'elle est parvenue à l'époque de cinq mois, car, à ce terme, le bas-fond de l'utérus s'élève à un pouce au-dessous du nombril. L'évasement de l'utérus et la hauteur du bas-fond sont des preuves encore plus concluantes que l'état du col, puisqu'il n'offre d'autre changement qu'un léger ramollissement de son tissu.

La femme, interrogée après la clinique, a déclaré n'être point encore accouchée. Elle se croyait enceinte de cinq mois, attendu qu'elle ne sentait remuer que depuis quinze jours ou trois semaines.

SIXIÈME OBSERVATION.

La femme H**** est âgée de trente-deux ans, d'une constitution ordinaire, d'une santé délicate.

Voici ce que l'on observe chez cette femme :

Fourchette déchirée, méat urinaire saillant, grandes lèvres légèrement tuméfiées. L'entrée du vagin est ample;

les rides de ce canal sont effacées; la muqueuse est humide, le bassin bien conformé.

Le col utérin se trouve à deux pouces et demi de profondeur, au niveau de l'arcade du pubis. Il est dirigé un peu à gauche et en arrière. On éprouve un peu de difficulté pour le contourner à la partie postérieure. Il a cinq lignes de longueur en arrière, quatre en avant, un peu moins sur les parties latérales ; le diamètre à la partie supérieure est de dix à onze lignes. Le tissu est ramolli et fléchit sous le doigt qui le presse.

Les lèvres du museau sont prononcées. Le bord libre est arrondi et cède sous le doigt; on sent un petit tubercule au milieu de la lèvre antérieure et deux sur la postérieure. L'ouverture est large, légèrement aplatie d'avant en arrière, et permet l'introduction de la pointe du doigt. La main, placée sur l'abdomen, reconnaît sur la peau qui recouvre la paroi les traces de grossesses précédentes.

Le globe utérin a gagné dans ses autres dimensions en proportion de l'agrandissement du diamètre longitudinal. La cause de ce développement ne saurait être mise en doute : la grossesse est un fait démontré.

N'ayant pu distinguer les mouvements du fœtus ni le bruit cardiaque, et constater ainsi que l'enfant était vivant, nous avons interrogé la mère, qui a déclaré qu'elle sentait remuer depuis quinze jours ou trois semaines, et que ces mouvements, quoique légers, se renouvelaient souvent. Le fœtus est donc vivant : il est à présumer que si nous eussions pu examiner la femme dans un local plus calme qu'un amphithéâtre, nous serions parvenu à entendre les mouvements du cœur.

SEPTIÈME OBSERVATION.

Grossesse de six mois.

La femme qui fait le sujet de cette observation est âgée de trente ans, et d'une constitution délicate.

Les organes de la génération sont dans l'état naturel et portent les traces d'accouchements antérieurs. Le bassin est bien conformé.

Le col utérin est à deux pouces un quart de profondeur, au niveau de l'arcade du pubis ; il a trois lignes et demie en arrière , cinq ou six en avant (disposition très-rare) ; son diamètre est de onze à douze lignes. La muqueuse qui le recouvre paraît ramollie ; le tissu sous-jacent a la consistance normale. Le museau, en raison du prolongement du col en avant, a la forme d'un biseau. La lèvre antérieure est plus prononcée que la postérieure ; elle est arrondie et légèrement ramollie ; la ligne de séparation qui existe entre elles est très-marquée ; la lèvre postérieure présente deux petites éminences ; l'antérieure, une seule à son milieu.

L'ouverture du col, aplatie d'avant en arrière, peut avoir six lignes d'étendue : le pourtour présente plusieurs petites granulations. En portant le doigt en arrière et en avant, et en refoulant la paroi vaginale, on trouve l'utérus évasé dans la partie correspondante. Le ballottement est très-sensible et facile à obtenir, en plaçant la pointe du doigt entre la vessie et le col ; dans cet espace on ne rencontre que l'épaisseur de la paroi utérine.

La main , appliquée sur l'abdomen, distingue le bas-fond de l'utérus au niveau de l'ombilic : en appuyant légèrement, elle circonscrit la moitié antérieure de ce bas-fond. Pendant ces recherches on sent les mouvements de l'enfant ; l'auscultation devient inutile.

Nous devons ici faire observer que la portion du col placée au-dessus de l'insertion du vagin est évasée sur tous les points, puisque nous avons pu la parcourir dans tous les sens. La portion placée au-dessous n'a pas subi un raccourcissement notable : la muqueuse seule et les lèvres du museau ont éprouvé un certain ramollissement. L'ouverture ne s'est point arrondie.

Le ballottement et les mouvements actifs de l'enfant ne laissent aucun doute sur l'existence de la grossesse. Le développement de l'utérus, son élévation au niveau du nombril, l'évasement de sa partie inférieure, le ramollissement de la muqueuse et des lèvres du museau sont des données suffisantes pour nous permettre d'annoncer que la femme est enceinte de six mois.

La femme, interrogée devant les élèves après la clinique, a répondu qu'elle avait eu neuf enfants; que depuis son mariage elle n'avait point été réglée, à cause des courts intervalles qui avaient séparé chacune de ses grossesses, et qu'elle se croyait enceinte de six mois. Elle a ajouté qu'elle avait acquis la certitude du moment où elle était devenue grosse, par les maux de cœur qu'elle ressentait immédiatement après avoir conçu. Elle est toujours accouchée heureusement.

Lorsque la grossesse est arrivée au terme de six mois accomplis, le bas-fond de l'utérus, chez la femme primipare, est constamment au niveau du nombril; chez celles qui ont eu plusieurs enfants, il se trouve quelquefois un peu au-dessous.

HUITIÈME OBSERVATION.

Grossesse de sept mois.

La femme H**** est âgée de vingt ans et demi, et d'une forte constitution.

Les grandes et petites lèvres sont dans l'état normal ; le méat urinaire est légèrement saillant, la fourchette intacte, l'entrée du vagin étroite. L'exploration de ce canal fait éprouver une douleur vive ; il y a chaleur dans cette partie. Cet état est le résultat d'une vaginite.

Le bassin est bien conformé : le col, situé profondément dans l'excavation du bassin, est incliné à gauche ; il se trouve au niveau de l'arcade pubienne. On éprouve de la difficulté pour l'atteindre : sa longueur est de trois lignes et demie en arrière, de deux en avant ; il a de sept à huit lignes de diamètre à sa base. La muqueuse et les tissus sous-jacents sont ramollis. Le museau est étroit ; la pulpe du doigt le recouvre. Les lèvres sont molles et arrondies, unies et lisses : l'ouverture pourrait recevoir le tuyau d'une plume à écrire. Le pourtour de cette ouverture présente dans toute son étendue de petites inégalités qui font éprouver la même sensation au doigt qu'un linge dont la trame permettrait de distinguer les fils ; cette disposition est, à n'en pas douter, le résultat de la distension des capillaires. On reconnaît l'évasement prononcé de la partie du col placée au-dessus de l'insertion du vagin. Le ballottement est très-sensible : l'auscultation fait entendre à gauche les battements du cœur du fœtus.

La main placée sur l'abdomen, dont la paroi est très-tendue, rencontre le bas-fond de l'utérus à un pouce et demi à peu près au-dessus du nombril. En cherchant à mesurer l'étendue de ce bas-fond, on distingue les mouvements de l'enfant. Le globe utérin n'est incliné ni à droite ni à gauche.

De cet examen résultent pour nous les conséquences suivantes :

1°. L'état des parties externes de la génération et du

museau de tanche indique positivement que cette femme est primipare.

2°. La conformation du bassin et des parties permet de croire qu'elle accouchera facilement.

3°. Enfin le raccourcissement du col, la mollesse de son tissu, l'évasement de la partie inférieure de l'utérus et la hauteur de ce viscère par rapport au nombril, révèlent une grossesse de sept mois et quelques jours.

La femme, consultée, a déclaré être enceinte de sept mois passés.

NEUVIÈME OBSERVATION.

Une jeune paysanne âgée de seize ans, domestique chez M. de Belloc, propriétaire près Mantes (Seine-et-Oise), vint me consulter en 1817, pour un gonflement de ventre qui la faisait, disait-elle, souffrir nuit et jour.

Sa figure était fraîche, et l'ensemble de sa personne indiquait que les fonctions s'exécutaient librement. En palpant le ventre, nous trouvâmes une tumeur très-volumineuse qui dépassait le nombril de plus d'un pouce. Cette grosseur nous fit concevoir de graves soupçons, qui se changèrent bientôt en certitude, car, en parcourant de nouveau l'abdomen, nous sentîmes les mouvements de l'enfant.

Toucher cette fille ne présentait aucun inconvénient. Nous trouvâmes le col raccourci et ramolli, les lèvres du museau développées et sans résistance, l'ouverture dilatée, arrondie; point d'inégalités sur ces diverses parties. Le doigt, porté en arrière et en avant, reconnaissait l'évasement et l'agrandissement de la partie du col placée au-dessus de l'insertion du vagin; le ballottement était très-sensible; le doigt soulevait difficilement le globe utérin.

J'annonçai une grossesse de sept mois passés, qu'il était d'ailleurs impossible de méconnaître. Cette fille ne voulut jamais convenir qu'elle était enceinte. Six semaines ou deux mois après, j'appris qu'elle venait d'accoucher chez une sage-femme de Mantes.

DIXIÈME OBSERVATION.

Grossesse de huit mois.

La femme D****, âgée de vingt-cinq ans, est bien constituée, et d'une bonne santé.

Les grandes lèvres sont légèrement tuméfiées, surtout vers la moitié antérieure ; les petites lèvres sont dans l'état normal. Le méat urinaire est saillant ; la fourchette, sans être déchirée, est très-laxe ; la muqueuse qui tapisse le vagin est très-humide ; le bassin est bien conformé dans toutes ses parties.

Le col utérin est dirigé en arrière et incliné à gauche ; il semble fuir devant le doigt qui le cherche. Il est à peu près effacé, et il serait difficile d'assigner une étendue à la portion que l'on peut encore atteindre.

Museau de tanche. — La lèvre antérieure forme un bourrelet de la grosseur d'une plume à écrire ; cette disposition est moins prononcée sur la lèvre postérieure. La ligne de séparation entre ces deux lèvres est peu marquée : elles sont ramollies ; il n'existe à leur surface aucune trace de déchirures. L'ouverture du col est petite, arrondie, et semble ne présenter que trois lignes de diamètre. Son pourtour est garni d'une pellicule flottante. Le doigt, porté en arrière, reconnaît l'agrandissement de l'utérus dans cette partie ; en avant, cet agrandissement est encore plus sensible. De ce côté, on parvient facilement à obtenir un léger déplacement de la tête de l'enfant, et à distinguer à travers la paroi utérine la suture sagittale. Peut-être même aurions-nous pu, après un examen plus minutieux, déterminer les rapports de l'occiput avec le bassin, et par suite, reconnaître la position. Cette circonstance indique le peu d'épaisseur de la paroi utérine, au moins dans cette partie.

N'ayant pu arriver à opérer le mouvement de ballottement, nous sommes autorisé à en conclure que les eaux de l'amnios sont très-peu abondantes.

Le bas-fond de l'utérus, incliné à droite, s'élève de deux pouces à deux pouces et demi au-dessus du nombril; la main, en cherchant à mesurer le volume du globe utérin, sent les mouvements de l'enfant.

Diagnostic.

La fourchette, les lèvres du museau de tanche, ainsi que l'ouverture du col, ne présentent point de traces de déchirures; l'ouverture surtout est petite par rapport au développement de l'utérus. Nous pensons donc que cette femme est primipare.

Quant à l'époque de la grossesse, son indication doit résulter principalement de l'état du col et de la hauteur du bas-fond de l'utérus. Or, le col est pour ainsi dire effacé, les lèvres du museau sont ramollies; l'ouverture du col, encore petite, n'a pu permettre de mesurer l'intervalle qui sépare les deux orifices; mais les tissus ont perdu leur densité, et la paroi utérine est amincie dans la partie placée entre la vessie et le col.

En second lieu, le bas-fond de l'utérus dépasse le nombril de deux pouces à deux pouces et demi. C'est la hauteur à laquelle il parvient d'ordinaire, au commencement du neuvième mois. Nous pouvons donc annoncer, sans crainte de nous tromper de plus de quelques jours, que cette femme est enceinte de huit mois accomplis. Le col étant dirigé en arrière, et la tête de l'enfant ne portant pas sur le centre de l'ouverture du col, cette disposition pourrait peut-être retarder l'accouchement de quelques jours.

La femme, interrogée après la discussion qui s'est élevée à son sujet, déclare ne pas être encore accouchée, et n'avoir pas fait de fausse-couche. Elle pense être enceinte de huit mois, et croit le terme de sa grossesse éloigné seulement de vingt-cinq à trente jours.

ONZIÈME OBSERVATION.

Grossesse de neuf mois.

La femme P***** est âgée de trente ans, et d'une bonne constitution.

Parties externes de la génération. — Les grandes lèvres sont tuméfiées; le bord libre est aussi volumineux que le doigt. Les petites lèvres sont infiltrées; leur volume est doublé. Le méat urinaire est saillant, et remonte sous l'arcade du pubis. La fourchette n'est point déchirée, seulement le repli de la peau dont elle est formée est très-laxe. L'entrée du vagin est large : la muqueuse qui tapisse le canal est molle et humide, et les rides qui s'y trouvent encore sont à peu près effacées.

Le bassin, parcouru dans ses divers diamètres, présente les dimensions normales.

A deux pouces et demi de profondeur, au niveau de l'arcade du pubis et un peu à gauche, on rencontre le col utérin, ou plutôt le museau de tanche, car le col est complètement effacé. Les lèvres sont de la grosseur d'une plume de corbeau; la ligne de séparation est peu marquée; elles sont très-ramollies et ne présentent aucune inégalité. L'ouverture est assez large pour laisser pénétrer la pointe du doigt jusqu'à l'orifice interne : on y rencontre les membranes de l'enfant, à travers lesquelles on distingue la suture sagittale et même la fontanelle postérieure qui correspond à gauche, ce qui permet de déterminer la position de la tête. L'intervalle qui sépare les deux orifices interne et externe est d'environ cinq lignes et demie, ce qui représente un peu plus que l'épaisseur de la paroi utérine. Le pourtour de l'orifice externe offre de légères inégalités et une petite pellicule flottante formée par l'excédant de la muqueuse.

Le doigt, porté en arrière et en avant, constate le développement de la partie inférieure de l'utérus et la résistance du corps qui y est renfermé.

Le ballottement s'opère avec facilité; les eaux de l'amnios sont donc abondantes.

Le bas-fond, dirigé un peu à droite, est au niveau de la région épigastrique. La main, en cherchant à reconnaître la hauteur de ce viscère, distingue les mouvements de l'enfant.

La partie inférieure de la paroi abdominale est légèrement infiltrée de sérosité; les doigts, en appuyant sur la peau, y laissent leur empreinte.

Cette femme a-t-elle fait des enfants? Aucun des signes qui indiquent une ou plusieurs grossesses antérieures n'existe. Nous devons donc conclure qu'elle est primipare.

Est-elle arrivée au terme de sa grossesse? L'entier effacement du col, la mollesse des lèvres du museau de tanche, la largeur de l'ouverture, la distance des orifices, qui n'offre plus guère que l'épaisseur de la paroi utérine, la hauteur du bas-fond qui se trouve au niveau de la région épigastrique, ne laissent aucun doute sur la prochaine délivrance de cette femme. Toutefois, il est probable que le travail ne commencera pas avant dix ou douze jours, attendu l'intervalle qui existe entre les deux orifices. Au surplus, comme les douleurs de l'enfantement ne se manifestent que par un mouvement purement instinctif et tout-à-fait indépendant de la volonté de la femme, le moment où elles se déclareront peut être retardé par une cause inconnue, comme aussi être avancé sans qu'il soit possible d'en donner une raison satisfaisante.

DOUZIÈME OBSERVATION.

Le 25 avril 1836, une femme âgée de trente-cinq ans, demeurant rue des Noyers, se croyant sur le point d'accoucher, fut amenée dans notre amphithéâtre. Après avoir examiné attentivement son état, nous lui annonçâmes qu'elle avait encore quinze jours à attendre. Nous allons rapporter l'observation prise sur elle.

Les grandes lèvres sont infiltrées à la partie antérieure de la vulve; à la partie postérieure elles sont dans l'état naturel : l'embonpoint des cuisses les comprime dans cette partie. Les petites lèvres sont dans l'état ordinaire; le méat urinaire est gros, la fourchette déchirée; l'entrée du vagin est large et présente en arrière un bourrelet assez prononcé; la membrane de ce canal est humide et ramollie: ses rides sont effacées.

Le bassin est bien conformé.

Le col est placé vers le centre de l'excavation du bassin, à deux pouces et demi de profondeur, et légèrement incliné à droite. Il est à quelques lignes au-dessus du niveau de l'arcade pubienne. Ce col est complétement effacé : il ne reste plus que le museau de tanche dont les lèvres sont grosses, arrondies et ramollies dans toute leur étendue. A la commissure gauche existe un enfoncement qui semble indiquer une perte de substance : il est probable qu'il a existé sur ce point une ulcération. Sur chacune des lèvres, surtout sur la postérieure et à droite, on sent de petites grosseurs, traces d'anciennes déchirures. L'ouverture du museau est large et frangée : le doigt y pénètre facilement. A cinq ou six lignes de profondeur, on rencontre l'orifice interne, qui est beaucoup moins dilaté que l'externe. Le doigt, placé entre la vessie et le museau, reconnaît à travers la paroi utérine la tête de l'enfant, qu'on fait glisser facilement en arrière ; mais on ne peut obtenir le mouvement de ballottement. Il est donc certain que les eaux de l'amnios sont très-peu abondantes, car, dans le cas contraire, on y fût aisément parvenu.

Le bas-fond de l'utérus est presque au niveau de la région épigastrique : il est un peu dirigé à droite ; on distingue les mouvements du fœtus ; le souffle placentaire et le bruit cardiaque sont très-sensibles.

Cette femme a-t-elle fait des enfants ? La réponse est affirmative : l'état seul du col utérin l'indique d'une manière certaine.

Est-elle arrivée à son terme ? Non. Il existe entre les deux orifices un espace encore trop grand pour cela. Quant à la hauteur du bas-fond de l'utérus, elle est très-variable, surtout chez les femmes qui ont déjà fait des enfants : nous pourrions peut-être en dire autant de l'intervalle des orifices. Mais la grande habitude du toucher permet de reconnaître des nuances que le doigt apprécie, mais que l'on ne peut décrire ni exprimer. Ce sont ces nuances qui nous ont fait déclarer que cette femme était encore éloignée de quinze jours du terme de sa grossesse.

Ce n'est en effet qu'après ce laps de temps qu'elle est revenue à notre amphithéâtre, où elle est accouchée. Comme le bassin était bien conformé, la délivrance a été facile.

(10 *décembre* 1838.) Dernièrement, une femme qui s'était présentée dans un amphithéâtre pour y faire ses couches, vint le lendemain au nôtre pour savoir si elle devait accoucher dans les vingt-quatre heures. Après l'avoir touchée attentivement, nous trouvâmes le col entièrement effacé, les lèvres du museau boursoufflées, l'ouverture large : mais, en y introduisant le doigt, il nous fut facile de reconnaître qu'il existait entre les orifices externe et interne un espace de plus de sept lignes. Aussi, quoique le tissu fût ramolli, et que l'ensemble des signes de la grossesse parût annoncer que cette femme était arrivée à terme, nous déclarâmes qu'elle avait encore douze ou quinze jours à attendre. Nons n'avons pas eu occasion de savoir à quelle époque elle est accouchée, mais toutes les probabilités portaient à penser que le terme par nous assigné ne serait pas avancé.

Dans les observations qui précèdent, et qui toutes ont été recueillies avec le plus grand soin sur les femmes qui venaient à notre amphithéâtre, nous avons fait en sorte de préciser tous les éléments nécessaires pour établir un diagnostic aussi certain que dans les autres branches de la médecine. Nous avons fait ressortir les lumières que peut fournir l'exploration scrupuleuse des parties sexuelles et du bassin. Nous avons indiqué avec détail chacun des signes observés et discuté leur valeur, et nous croyons maintenant, après avoir ainsi éclairé les points difficultueux, pouvoir dire avec confiance que l'état de l'utérus pendant la gestation se traduit par des phénomènes extérieurs avec autant et souvent plus de certitude que les maladies internes.

Après avoir ainsi parcouru les diverses phases de la grossesse, et assigné à chacune les caractères particuliers qui la distinguent, nous allons maintenant citer quelques exemples de femmes qui se croyaient enceintes ou sur le point d'accoucher, et qui n'étaient point grosses. Nous énoncerons également avec détail les motifs qui ont déterminé notre jugement dans ces diverses circonstances, et nous ont révélé l'erreur de ces femmes.

PREMIÈRE OBSERVATION.

En 1822 madame Thomas, femme d'un employé des droits réunis, demeurant à Rolleboise, près Mantes (Seine-et-Oise), âgée de quarante ans, d'un tempérament nerveux, se croyant en mal d'enfant, envoya chercher la sage-femme du lieu. Après trois jours d'attente, et voyant que l'accouchement ne se terminait pas, elle me fit prier d'aller la visiter. A mon arrivée elle me donna de longs détails sur toutes les circonstances qui se rattachaient à son état ; elle ajouta même qu'elle sentait remuer son enfant. Pour vérifier les soupçons qui s'élevaient déjà dans mon esprit, je pratiquai le toucher, et voici ce que j'observai.

Le col avait six à sept lignes de longueur ; il était petit, fusiforme ; le tissu en était résistant. On couvrait le museau de tanche avec la pulpe du doigt : les lèvres étaient à peine marquées ; l'ouverture du col était étroite et arrondie. L'utérus était mobile et léger ; l'abdomen était volumineux ; le développement de la paroi abdominale, qui simulait assez bien une grossesse, était occasionné par la distension des intestins qui étaient remplis de gaz.

La main, placée sur cette région, ne sentit point de tumeur. Le son clair déterminé par la percussion, nous fit reconnaître la cause qui entretenait le développement de l'abdomen. Nous annonçâmes en conséquence qu'il n'existait pas de grossesse, et que tous les préparatifs devenaient inutiles pour le moment. Cette déclaration inattendue causa une vive surprise et un profond chagrin à la dame qui nous avait fait appeler. Cette dame était mariée depuis dix ans : depuis lors elle attendait avec impatience le moment où elle deviendrait mère. Son espoir se trouvant constamment déçu, elle en devint morose. Une seule idée la poursuivait, celle de mettre un enfant au monde. Sous l'empire de cette préoccupation, elle avait fini par se croire enceinte ; et l'illusion avait été portée si loin, qu'elle s'imaginait sentir remuer. Ce fut avec un vif chagrin qu'elle dut renoncer à l'espoir qu'elle avait si long-temps entretenu.

Plusieurs faits de cette nature sont consignés dans les ouvrages des auteurs qui ont écrit sur les accouchements.

DEUXIÈME OBSERVATION.

En 1835 madame Ramond, sage-femme à Paris, rue Saint-Honoré, n° 230, vint me consulter avec une dame qui se croyait sur le point d'accoucher.

Cette dame avait trente ans et se portait à merveille ; mais elle avait le ventre gros : elle s'imaginait sentir une tumeur dans la fosse iliaque gauche, et croyait surtout reconnaître les mouvements de son enfant. Les règles étaient supprimées depuis huit ou neuf mois.

Le toucher nous apprit que le col utérin était gros, court et résistant ; que le museau de tanche était large, les lèvres développées, mais dures, et qu'on y rencontrait de petites éminences en forme de tubercules. L'ouverture était large, aplatie d'avant en arrière, et inégale dans son pourtour. L'utérus était léger et mobile ; la grosseur du ventre, l'embonpoint de la paroi abdominale ne permirent pas d'atteindre le bas-fond de l'utérus, mais il fut facile de reconnaître dans la fosse iliaque gauche une tumeur du volume d'une grosse pomme, qui n'avait aucun rapport avec l'état présumé de cette dame. Nous annonçâmes qu'il n'y avait pas de grossesse appréciable, au moins pour le moment, mais qu'il existait des traces d'un accouchement dont nous ne pouvions préciser la date.

Quelques semaines après, cette dame eut une hémorrhagie utérine abondante, sans éprouver la moindre douleur. La grosseur disparut, le ventre s'affaissa; depuis ce temps elle n'a rien éprouvé.

TROISIÈME OBSERVATION.

Au mois d'avril 1836, la même sage-femme m'adressa une jeune femme de vingt-un ans, bien portante, qui se croyait enceinte de cinq ou six mois, et avait en conséquence déjà fait tous ses préparatifs de couches.

Après avoir écouté les détails qu'elle me donna sur son état, et en particulier sur les prétendus mouvements de son enfant, j'examinai l'utérus. Le col de cet organe n'avait éprouvé aucune modification; il était absolument dans les mêmes conditions que chez les femmes qui n'ont point fait d'enfant. L'utérus était mobile et léger : le doigt, en le parcourant en avant et en arrière, ne lui trouvait que les dimensions normales. Le ventre était tendu et ne permettait pas d'atteindre le bas-fond de ce viscère.

J'affirmai que cette personne n'était point enceinte; que, si elle l'était, ce ne pouvait être que de quelques semaines, cas auquel je n'avais pas de données assez certaines pour me prononcer, mais qu'il y avait erreur manifeste dans l'époque qui était annoncée. Cette jeune personne m'avoua que, s'étant exposée à devenir enceinte, la crainte qu'elle en avait éprouvée avait troublé son esprit au point de lui faire croire à l'existence d'une grossesse. Je parvins à la rassurer sur son état et à rétablir le calme dans son esprit; les règles reparurent huit ou dix jours après.

En analysant la première et la dernière de ces trois observations, il est facile de se convaincre que des motifs opposés ont déterminé des résultats semblables. Dans un cas, le désir excessif d'avoir des enfants; dans l'autre, la crainte d'être enceinte, ont fait croire à l'existence d'une grossesse. Comment se rendre compte de pareilles aberrations? La science doit enregistrer ces faits, et attendre qu'elle soit plus avancée pour donner des explications satisfaisantes.

Ce que nous devons signaler ici, ce sont les avantages que nous avons retirés du toucher, car c'est lui qui nous a permis d'établir un diagnostic certain et de reconnaître l'erreur de ces femmes, que, sans lui, nous aurions sans doute partagée. Privé des lumières que procure le toucher, l'accoucheur serait donc réduit à la simple expectation; ce serait assurément un triste résultat, car la médecine expectante n'est que la médecine inactive, livrée au caprice des événements.

DU TOUCHER PENDANT L'ACCOUCHEMENT.

Le toucher est en général d'un usage peu fréquent pendant la grossesse. On n'a recours à ce moyen que pour s'éclairer sur le plus ou moins de réalité des craintes d'une femme inquiète, pour constater une grossesse dont on soupçonne à tort ou à raison l'existence, ou enfin pour fournir à la justice les lumières dont elle a besoin dans quelques cas de médecine légale (1).

Il n'en est pas de même pendant l'accouchement. C'est à ce moment surtout qu'il convient de s'assurer si les organes sexuels sont bien conformés, si le bassin réunit les conditions nécessaires, si l'enfant se présente dans une position favorable. Ces trois points principaux doivent particulièrement attirer l'attention de l'accoucheur appelé près d'une femme en couches. Il peut en outre survenir des accidents, une hémorrhagie, des convulsions, etc. ; les membranes du fœtus peuvent offrir trop de résistance; le col utérin, par suite d'une mauvaise direction et d'une obliquité exagérée,

(1) Une jeune fille du canton d'Houdan, arrondissement de Mantes, âgée de vingt ans, était accusée par la rumeur publique d'être accouchée clandestinement et d'avoir fait périr son enfant. Sur la réquisition de M. de St.-J***, procureur du roi près le tribunal de Mantes, je me rendis sur les lieux pour procéder, de concert avec M. le docteur Foucault, à la visite de cette fille. Après l'avoir touchée attentivement nous trouvâmes le col utérin dans l'état qui lui est ordinaire chez la femme qui n'a point fait d'enfant et qui n'est point enceinte; seulement ses règles avaient été plus abondantes que de coutume : on lui avait vu laver des linges ensanglantés ; cela avait suffi pour faire naître des soupçons que détruisit sur-le-champ l'examen auquel nous nous livrâmes.

peut se contracter spasmodiquement ou présenter un état pathologique. Enfin, lorsque l'accouchement est terminé, il importe de savoir si tous les organes de la génération se trouvent après la délivrance dans l'état qui leur est propre. Le toucher seul peut éclairer l'accoucheur sur la conduite qu'il doit tenir dans ces diverses circonstances ; aucun autre moyen ne saurait le remplacer.

Pendant les douleurs le médecin doit examiner de temps à autre à quel point est parvenue la dilatation du col. C'est d'après le plus ou moins de rapidité de cette dilatation progressive que l'accoucheur doit calculer à l'avance la durée du travail.

L'accoucheur qui a su apprécier l'augmentation de l'ouverture du col dans un temps donné, peut prédire à quelques minutes près l'heure de la délivrance. Nous raisonnons, bien entendu, dans l'hypothèse où les douleurs conservent léur caractère primitif, où il ne survient aucun accident, où le travail, en un mot, suit une marche régulière ; car, si les douleurs s'affaiblissaient ou devenaient presque nulles, il serait nécessaire de se tenir sur la réserve vis-à-vis des parents, qui ne manquent jamais d'importuner l'accoucheur pour connaître l'heure à laquelle tout sera terminé. L'accoucheur doit alors surtout agir et parler avec discrétion; c'est seulement ainsi qu'il se mettra à l'abri des réflexions désobligeantes que pourrait faire naître un avis donné trop légèrement.

La plupart des femmes insistent pour être touchées à de courts intervalles, dans la pensée que cette opération doit hâter l'accouchement; mais le praticien ne doit satisfaire à ce désir que dans une sage mesure. En répétant trop souvent l'introduction du doigt dans le vagin, on fatigue les organes ; cet inconvénient n'est pas le seul, car on enlève à chaque fois une partie de la sécrétion de la muqueuse, et, par suite du desséchement de cette membrane, la tête doit traverser plus difficilement ce canal. Ce n'est qu'au moment où la dilatation du col peut livrer passage à la pointe de la tête, qu'il est utile de toucher à des intervalles plus rapprochés, afin d'être en mesure à l'instant où il est nécessaire de soutenir le périnée pour en éviter la déchirure. Quoi qu'en aient dit certains professeurs, la précaution de maintenir avec fermeté le plancher du bassin est d'une grande utilité, et si plusieurs femmes chez lesquelles le périnée a été entièrement déchiré avaient eu un accoucheur habile, qui, en maintenant la fourchette, eût modéré la sortie de l'enfant, des accidents fâcheux eussent été prévenus.

L'accoucheur appelé près d'une femme en travail d'enfant ne doit pas la quitter dès l'instant où la dilatation du col atteint le diamètre d'une pièce de trois francs, surtout si les bords en sont minces, car deux ou trois douleurs peuvent suffire pour compléter cette dilatation; et si l'enfant venait au monde en son absence, on sent tout ce qu'aurait de désagréable un pareil contre-temps.

Par une exception remarquable à la marche des autres fonctions de l'économie animale, l'accouchement seul ne peut s'accomplir sans faire souffrir à la femme de cruelles douleurs; le toucher seul permet d'en apprécier la valeur, du moins quant à leur influence sur la terminaison de la grossesse.

Nous n'avons point ici à analyser l'essence de ce sentiment pénible auquel on donne le nom de *douleurs*, çe serait une recherche inutile; nous devons nous borner à constater par rapport aux accouchements les résultats de cette cause cachée qui porte son action sur la matrice et détermine l'expulsion du fœtus.

Dans les dernières scènes de la grossesse, l'utérus ne se

contracte que par l'effet des douleurs ; malgré leur vivacité, la femme ne peut ni les ralentir ni les modérer. Elles suivent dans leur intensité une marche ascendante, dont la volonté la plus énergique ne saurait arrêter le progrès. La nature, dans sa prévoyance, n'a pas voulu que la femme pût, sous l'influence de la crainte, retarder le moment de sa délivrance (1). Un instinct particulier à l'utérus réveille les douleurs à des intervalles plus ou moins rapprochés ; aussitôt qu'elles paraissent, les contractions de cet organe se renouvellent.

Le toucher nous apprend si les douleurs sont favorables à la terminaison rapide de l'accouchement, ou si elles sont insignifiantes, ce qui prolonge le travail. Quand elles portent directement sur l'utérus et viennent se perdre au col, leur action est prompte et décisive ; quand elles ont leur siége sur les lombes, le travail languit. C'est pour ce motif qu'on leur a donné dans ce dernier cas le nom de *fausses douleurs*, comme si une douleur pouvait être fausse pour la femme qui l'éprouve. Le durcissement du globe utérin, la tension de l'anneau qui le termine, font juger que la douleur est bonne ; quand le contraire a lieu, c'est un motif pour annoncer que l'accouchement sera long. Quelquefois, et sans qu'il soit possible d'en indiquer le motif, les douleurs changent de caractère : les bonnes se ralentissent, les faibles leur succèdent. Les douleurs de bonne nature solli-

(1) La régle générale subsiste malgré quelques faits particuliers qui semblent la contrarier. Ainsi l'on a vu les douleurs cesser chez des femmes en couche à la vue d'une personne qui leur déplaisait. Dans les amphithéâtres la présence d'un grand nombre d'élèves suffit quelquefois pour suspendre les douleurs. Une peur violente, une joie trop vive, peuvent encore les provoquer ou les faire disparaître. Enfin, chez des femmes très-impressionnables, un léger événement peut arrêter tout-à-coup le travail de l'accouchement. Nous devons ajouter que cette suspension n'est pas de longue durée, et qu'en général les phénomènes interrompus reprennent bientôt leur cours naturel.

citent les contractions sympathiques des muscles abdominaux, qui, à leur tour, déterminent celles des muscles des
membres tant supérieurs qu'inférieurs ; alors la femme se
cramponne fortement, la figure se colore, les yeux deviennent saillants, la respiration est suspendue par instants, et
souvent une sueur abondante découle de tout le corps.
Lorsque l'excès de la souffrance arrache des cris à la femme,
le timbre de la voix indique si les douleurs sont expultrices
ou non. Le praticien habile ne saurait se méprendre sur
leur caractère.

Quant aux autres douleurs, elles n'ont point de physio-
nomie, si l'on peut s'exprimer ainsi : elles sont vagues, in-
certaines, épuisent la femme sans résultat, et laissent dans
les intervalles qui les séparent un malaise qui se ressent au
physique comme au moral.

Les bonnes douleurs ne laissent pas de traces : à mesure
qu'elles disparaissent, la femme en perd pour ainsi dire le
souvenir. Les douleurs de l'enfantement offrent d'ailleurs
une foule de modifications et de nuances que la plume ne
saurait traduire, et que le praticien seul peut saisir.

Après ces courtes réflexions, nous allons citer plusieurs
observations relatives au toucher pendant l'accouchement.
Nous aurons lieu d'examiner successivement toutes les indications que peut fournir ce moyen d'investigation pendant
le travail, car ces observations ont été recueillies, 1° sur
des femmes qui sont accouchées heureusement ; 2° sur des
femmes qui ont enfanté péniblement, mais sans le secours
de l'art ; 3° enfin sur des femmes qui n'ont pu être délivrées
qu'à l'aide de moyens artificiels.

Pour faciliter l'étude des changements successifs qui s'o-
pèrent dans la dilatation du col pendant l'accouchement,
les praticiens sont convenus de partager en trois périodes la
durée de ce travail. Dans la première, le col se dilate jus-

qu'au moment où les membranes commencent à paraître; dans la seconde, il s'ouvre assez pour laisser bomber ces membranes jusqu'au moment où elles se déchirent; dans la troisième, la tête traverse cette ouverture, pénètre dans l'excavation du bassin, et sort à travers la vulve.

Sans vouloir discuter ici le mérite de cette division, nous croyons qu'elle a l'avantage de fixer les idées, et permet en même temps de calculer avec plus de précision le moment où l'accouchement devra se terminer. Nous nous en servirons dans les observations qui vont suivre.

PREMIÈRE OBSERVATION.

La femme D****, âgée de vingt-six ans, ayant déjà fait des enfants, fut amenée à notre amphithéâtre le 16 avril 1836, à sept heures du soir.

A huit heures, voici ce que nous révéla le toucher. Les grandes lèvres étaient tuméfiées, la fourchette déchirée, l'entrée du vagin large, la membrane de ce canal humide. Le doigt, porté en haut et en arrière, ne pouvait arriver jusqu'à l'angle sacro-vertébral; le bassin était bien conformé dans toute son étendue. Le col était complétement effacé; les lèvres du museau, quoiqu'un peu volumineuses, étaient très-ramollies; quelques légers tubercules s'y faisaient remarquer. L'ouverture du col permettait d'y introduire très-aisément la pointe du doigt; le pourtour de cette ouverture était arrondi et comme festonné. L'intervalle séparatif des deux orifices était de cinq lignes passées. On reconnaissait à travers les membranes la tête de l'enfant, qui semblait fuir lorsqu'on essayait de la soulever.

Pendant ces recherches l'utérus se contracta, la circonférence de l'ouverture se durcit, et le col se rapprocha plus exactement de la tête du fœtus. La main, placée sur l'abdomen, sentit les mouvements de l'enfant et rencontra le bas-fond de l'utérus à deux pouces au-dessus du nombril. Le globe utérin était volumineux, et se durcissait lors des douleurs qui allaient se perdre vers le siége : ces douleurs étaient de courte durée, peu vives, et se renouvelaient toutes les dix ou douze minutes. A dix heures elles avaient pris de l'intensité, s'étaient rapprochées, et arrachaient par moment des cris à la femme. La dilatation avait fait des progrès : l'ouverture offrait le diamètre d'une pièce de trente sols; l'épaisseur du col avait diminué, et, lors des contractions, les membranes commençaient à s'introduire par l'orifice interne.

Ici se termine la première période.

A minuit la dilatation avait atteint la dimension d'une pièce de cinq francs. Les membranes formaient une saillie très-prononcée; l'intervalle qui séparait les orifices était de deux lignes. Le pourtour du col avait la forme d'un anneau qui ne se dessinait bien que pendant les douleurs. Les matières glaireuses qui sortaient du vagin étaient sanguinolentes (1).

Les douleurs, en se prolongeant, se rapprochaient : pendant que l'utérus se durcissait, les muscles abdominaux et le diaphragme se contractaient vivement de temps à autre. Les cris de la femme prenaient un timbre particulier qui nous révélait l'efficacité des douleurs. Enfin, pendant une crise plus forte et plus prolongée, les membranes se déchirèrent : il sortit environ une livre d'eau : les contractions cessèrent pendant quelques minutes.

Il était alors une heure du matin : la seconde période était terminée.

____

(1) Lorsque les glaires deviennent sanguinolentes, c'est parce qu'il y a déchirure des capillaires et par conséquent du tissu du col utérin. C'est une preuve que le travail fait des progrès rapides.

Bientôt les douleurs se réveillèrent avec plus de violence. En moins de vingt minutes, l'ouverture du col s'agrandit assez pour livrer passage à la tête de l'enfant. Dès que les eaux de l'amnios furent écoulées, le toucher nous permit de reconnaître que la fontanelle postérieure, facile à distinguer par sa forme, correspondait à gauche vers le milieu de l'intervalle compris entre la cavité cotyloïde et la symphise sacro-iliaque du même côté. La tête, ne trouvant plus d'obstacle, pénétra dans l'excavation du bassin. Le toucher fut répété dans le but de nous assurer du moment où le mouvement de rotation s'exécuterait, et de celui où il faudrait soutenir le périnée. L'accouchement se termina promptement et heureusement : par le mouvement de restitution qui s'opéra, il fut facile de vérifier le diagnostic qui avait été porté sur la position dans laquelle se présentait la tête du fœtus.

Les parties, après la délivrance, étaient dans l'état où elles sont ordinairement après l'accouchement (1).

On ne doit découvrir la femme qu'au moment où la tête va traverser la vulve. L'accoucheur doit être placé à droite et non aux pieds, comme je l'ai vu pratiquer quelquefois; cette position est plus commode et plus décente.

Cette femme, amenée à notre amphithéâtre vers sept heures du soir, éprouvait déjà de légères mouches depuis plus de trois heures. A huit heures, les douleurs, quoique faibles, se renouvelaient toutes les dix minutes à peu près; bientôt elles prirent un caractère plus prononcé : elles par-

---

(1) Lorsque l'accouchement est terminé, il faut laisser à la femme huit ou dix minutes de repos, puis la délivrer aussitôt après. On aurait tort d'attendre plus long-temps pour amener le placenta. En effet, si l'on a laissé écouler une heure ou plus encore, et que le cordon vienne à casser, on n'a plus la même facilité pour aller le chercher avec la main, et l'on renouvelle des douleurs qu'on peut épargner à la femme, en la délivrant de suite.

taient du bas-fond de l'utérus, et allaient se perdre vers le siége : à mesure que le temps s'écoulait, elles acquéraient plus d'intensité et de dureé. Ainsi, la première période, après avoir commencé à quatre heures, s'est terminée à six : la seconde à une heure ; la troisième n'a duré que quarante minutes.

En réunissant la durée des trois périodes, on voit qu'il n'a pas fallu plus de dix heures pour la terminaison de l'accouchement.

Pendant la première période, il est convenable de ne toucher que rarement : la malade doit se promener dans son appartement : ce léger exercice, que l'on interrompt par moments pour éviter la fatigue, favorise le retour des douleurs, les réveille quand elles s'affaiblissent ou s'arrêtent. Cette période est ordinairement la plus longue : elle prépare les deux autres et le dénoûment de la dernière. La femme se familiarise pour ainsi dire avec les douleurs, qui sont à peine appréciables dans l'origine : elles augmentent peu à peu, et cette gradation permet à la femme de les supporter plus aisément. Au moment où commence la seconde période, la grande résistance du col est vaincue. La poche des eaux est encore intacte, et, en passant à travers l'ouverture du col, elle en favorise l'agrandissement. Les fibres musculaires qui forment l'anneau des orifices sont moins irritées par la présence de cette poche, que si elles portaient directement sur la tête du fœtus, qui offre une grande résistance. C'est un motif pour ne toucher qu'avec réserve lorsque le travail est parvenu à la fin de cette période. A ce moment l'ouverture du col offre un diamètre égal à celui d'une pièce de six francs. L'apparition des glaires sanguinolentes, qui lubréfient la membrane vaginale, est aussi l'indice des progrès de la dilatation. C'est alors que les membranes, ne se trouvant plus soutenues par le col, se déchirent ;

c'est alors aussi qu'il importe de déterminer la position de l'enfant. S'il survenait un accident, et qu'il fallût appliquer le forceps ou faire la version, l'accoucheur qui n'aurait pas reconnu la position pourrait faire courir de grands dangers à l'enfant.

Si, pendant les deux premières périodes, le travail a marché franchement, la troisième sera de courte durée, et l'accouchement ne se fera pas long-temps attendre, surtout si la femme n'est pas primipare. Dès que le col n'offre plus de résistance, la tête franchit rapidement le détroit supérieur, et lorsqu'elle est parvenue dans l'excavation, son mouvement de rotation s'opère promptement. L'occiput étant placé sous l'arcade du pubis, la face ne tarde pas à se dégager en suivant le plancher du bassin. C'est à ce moment où tous les efforts de l'utérus et des muscles abdominaux sont dirigés suivant l'axe du détroit inférieur et vers le centre de la vulve, qu'il est important d'offrir un point d'appui solide au périnée pour en éviter la déchirure.

Chez la femme primipare, l'accouchement suit d'ordinaire une marche moins rapide; les diverses périodes se prolongent davantage, mais sont aussi faciles à distinguer : ce qui retarde la délivrance, c'est la résistance du plancher du bassin et de l'ouverture vulvaire du vagin. Les douleurs ont besoin de se multiplier pour surmonter cet obstacle. Mais là encore il y a avantage pour la femme, car les parties se dilatant lentement, on a moins à redouter les accidents que pourrait occasionner la sortie trop brusque et trop rapide de la tête du fœtus.

Nous avons vu cependant de jeunes femmes de seize à dix-sept ans accoucher avec une facilité étonnante; ces cas exceptionnels s'expliquent par le défaut d'action des fibres du col utérin et des muscles du périnée, car d'ordinaire, lors du premier accouchement, la tête reste long-temps arrêtée au passage ; cet obstacle peut même exposer la vie de l'enfant ; mais l'accoucheur habile prévient ce malheur par l'application du forceps.

Il est des femmes qui accouchent si promptement, que deux ou trois douleurs suffisent pour terminer le travail. Mais le toucher permet de reconnaître la dilatation du col avant les douleurs. L'amincissement des parois de cette ouverture indique à l'avance, si la conformation est d'ailleurs favorable, que l'accouchement sera de courte durée. En effet, les contractions utérines ne sauraient trouver de résistance au col, et la tête le franchit sans obstacle. Les accouchements de cette nature ne sont pas rares, surtout chez les femmes de peine.

DEUXIÈME OBSERVATION.

En 1836, je fus appelé par M. Tanquerel Desplanches, jeune médecin fort distingué de Paris, auprès d'une dame en couches à laquelle il donnait des soins.

Voici ce que le toucher nous apprit.

La conformation du bassin et des parties molles était normale. Le col était effacé, les lèvres du museau de tanche étaient grosses, et offraient un peu de résistance. L'ouverture du col permettait difficilement l'introduction de la pointe du doigt. L'intervalle des orifices nous parut être de cinq à six lignes ; le tissu était assez ferme. Une douleur étant survenue pendant l'exploration, nous pûmes juger qu'elle ne portait pas sur le col. Pendant les contractions l'utérus ne se durcissait que faiblement. Nous annonçâmes en conséquence que, si les douleurs prenaient un caractère sérieux, ce qui paraissait douteux, le travail pourrait se terminer ; que cependant il serait long et pénible ; mais qu'il y avait tout lieu de croire que les douleurs qui s'étaient manifestées cesseraient complétement, et que cette dame n'accoucherait que douze ou quinze jours après. C'est ce qui arriva en effet. Notre diagnostic avait été motivé par l'état du col et la distance des orifices.

Nous avons rencontré dans notre pratique plusieurs femmes qui ont présenté les mêmes phénomènes, et c'est toujours le toucher qui nous a fourni les données suffisantes pour établir le diagnostic.

Dernièrement on amena à notre amphithéâtre une femme qui souffrait depuis trois jours : des élèves en médecine avaient passé la nuit auprès d'elle, dans la pensée qu'elle allait accoucher d'un moment à l'autre. Après l'avoir touchée nous annonçâmes qu'elle avait encore au moins quinze jours à attendre. Le col, bien qu'effacé, offrait une certaine résistance ; les orifices étaient séparés par un intervalle de six à sept lignes. Huit jours après un de ces élèves eut occasion de la rencontrer ; elle ne ressentait plus de douleurs.

Une de mes clientes, madame C******, arrivée à terme, fut prise de douleurs assez vives, qui continuèrent toute la nuit, mais à des intervalles assez éloignés. Pendant leur durée le col n'avait éprouvé aucune dilatation ; elles cessèrent le lendemain. Neuf jours après elles reparurent avec un caractère plus prononcé ; en cinq heures cette dame accoucha, bien que ce fût sa première grossesse.

TROISIÈME OBSERVATION.

La femme B*****, âgée de trente-cinq ans, bien constituée et d'une bonne santé, déjà accouchée trois fois heureusement, fut amenée à notre amphithéâtre au mois d'avril 1836, à six heures du soir.

Après avoir mesuré les dimensions du bassin, qui étaient

normales, nous trouvâmes le col complètement effacé, les lèvres du museau petites et ramollies. L'ouverture du col permettait facilement l'introduction du doigt; les orifices étaient séparés par un intervalle de trois lignes au plus. L'enfant se présentait par la tête, et l'on pouvait, à travers les membranes, distinguer la fontanelle postérieure, ce qui permit de désigner la position. Pendant les premières douleurs le pourtour de l'ouverture du col, qui s'appliquait assez vivement sur l'enfant, offrait un diamètre égal à celui d'une pièce de vingt sous; deux heures après, cette ouverture avait acquis les dimensions d'un pièce de trois francs. Les douleurs devenaient plus vives et plus rapprochées; tout portait à croire que l'accouchement se terminerait vers dix heures du soir, mais la nuit toute entière se passa sans résultat, et la dilatation du col fit peu de progrès. La poche des eaux s'ouvrit spontanément à minuit; le sommet de la tête du fœtus portait directement sur l'ouverture du col. Au bout de deux heures le cuir chevelu correspondant à l'orifice se tuméfia d'une manière assez sensible; le col, fortement appliqué sur cette partie de la tête, offrait les dimensions d'une pièce de six francs. A chaque contraction l'ouverture se tendait fortement, mais elle ne cédait sur aucun point.

A dix heures du matin, la femme était épuisée et ne pouvait plus pousser; l'emploi du seigle ergoté n'avait produit aucun résultat. Nous prîmes le parti d'appliquer le forceps, ce qui fut exécuté sans obstacle et presque sans douleurs, quoique la tête ne fût que légèrement engagée au détroit supérieur. L'enfant était mort. L'autopsie nous apprit qu'il s'était formé un épanchement sanguin et abondant à la base du crâne.

La femme se rétablit très-promptement.

Il n'est pas douteux que si l'on eût appliqué le forceps

vers les trois heures du matin, l'enfant fût venu vivant.
Par excès de prudence on voulut attendre et livrer le travail à la nature ; l'enfant en fut la victime.

QUATRIÈME OBSERVATION.

La nommée G*****, âgée de trente ans, bien conformée
et bien portante, enceinte pour la cinquième fois, s'est présentée à notre amphithéâtre, le 7 juillet 1837, pour faire
ses couches. Elle était venue au toucher sept ou huit jours
auparavant, et nous avions reconnu par l'état du col qu'elle
approchait du terme de sa grossesse.

Les orifices du col étaient distants l'un de l'autre de six
à sept lignes ; les lèvres du museau, grosses et ramollies,
présentaient à elles seules une épaisseur de trois lignes, ce
qui réduisait à quatre celle de la paroi utérine.

On dit à cette femme, qui n'éprouvait encore que des
mouches, de revenir quand les douleurs auraient pris un caractère plus prononcé ; elle revint deux jours après. L'état du
col n'offrait aucun changement ; on lui dit de revenir encore plus tard. Enfin elle se présenta de nouveau le 12 ; les
douleurs étaient plus vives, mais leur action ne portait que
faiblement sur le col.

Cette femme demeura quarante-huit heures dans cet
état ; lorsque après ce laps de temps, pendant lequel les phénomènes étaient demeurés stationnaires, nous pratiquâmes
le toucher, le doigt en pénétrant dans le vagin éprouvait
une vive chaleur ; la muqueuse était sèche. On avait admi-
nistré quelques heures auparavant trois paquets de seigle
ergoté de douze grains chaque, qui n'avaient produit aucun effet. La femme était fatiguée sans être épuisée ; je fis
pratiquer une saignée de douze onces à huit heures et demie du soir. Une heure après, les douleurs n'étaient pas

plus caractérisées, et l'ouverture du col était encore à peu près dans le même état qu'au commencement du travail. Nous fîmes mettre la femme dans un bain, et lui fîmes prendre un paquet de seigle ergoté de 15 grains. Dix minutes après qu'elle fut dans le bain, les douleurs devinrent plus vives et se rapprochèrent; le col se dilata, et, à une heure et demie du matin, l'accouchement se termina heureusement. L'enfant était bien portant. Les membranes étaient ouvertes depuis trente-six heures; les eaux ne s'écoulaient que par intervalle, et en petite quantité.

Si le travail eût continué à marcher lentement, nous aurions appliqué le forceps aussitôt que l'ouverture du col eût présenté un diamètre égal à celui d'une pièce de six francs : nous en avions prévenu la femme ainsi que les élèves. Il faut sans aucun doute rapporter à l'action du bain le changement favorable qui survint dans la nature et l'efficacité des douleurs.

On pourrait citer un grand nombre de cas dans lesquels le travail s'est prolongé d'une manière désespérante. Le praticien est d'autant plus embarrassé dans ces circonstances qu'il ne peut en déterminer la cause. Il est obligé, pour ne pas exposer la vie de la femme et celle de l'enfant, de tâtonner, d'employer tantôt un moyen, tantôt un autre ; mais, si les moyens ordinaires ne réussissent pas, il faut savoir se décider à temps. Il ne faut pas non plus perdre de vue l'écoulement des eaux. Tant que les membranes restent intactes, la mère et l'enfant ne sont point exposés; mais lorsqu'elles se sont déchirées, et que l'accouchement ne se termine pas après un certain laps de temps, il y a danger pour tous les deux.

Il y a danger pour la mère, car il peut en résulter une métrite, une péritonite. En effet dès que les eaux de l'amnios se sont écoulées, l'utérus se trouve en contact

presque immédiat avec le fœtus, et c'est pour ce viscère une cause réelle d'irritation. D'un autre côté, le
produit de la conception est devenu corps étranger : tous
les efforts de la nature tendent à l'expulser au dehors.
Mais, s'ils deviennent insuffisants, une réaction générale se
manifeste, et si enfin ils demeurent impuissants, et que
l'art ne puisse venir au secours de la malade, une catas-
trophe est inévitable, et la femme succombe bientôt.

Il y a danger pour l'enfant, car aussitôt que les eaux se
sont écoulées, l'utérus revient sur lui-même; la pression
qu'il exerce sur le corps entier du fœtus, ralentit la circulation capillaire de la peau; bientôt la gêne augmente, et
si le travail dépasse une certaine durée, il se forme un
épanchement dans le cerveau; l'enfant meurt d'apoplexie.
C'est presque toujours à cette cause qu'il faut attribuer la
mort de l'enfant, lorsque l'accouchement s'est trop prolongé après la sortie des eaux.

Ce sont là deux points importants que l'accoucheur ne
doit jamais perdre de vue. Il faut renoncer à la médecine
expectante, quand la prudence ordonne d'agir, et ne pas
attendre que le mal soit fait pour prendre un parti. Le praticien ne doit point être téméraire; mais une trop grande
timidité peut avoir les plus graves inconvénients.

CINQUIÈME OBSERVATION.

En 1811 nous avons recueilli, dans notre pratique particulière, le fait suivant :

Madame Pons*** était en travail d'enfant depuis six
heures du matin; les douleurs étaient vives et soutenues;
tout faisait présumer que l'accouchement aurait lieu vers
midi. Les préparatifs étaient faits en conséquence. A six
heures du soir il n'était survenu aucun changement. Le

médecin qui était auprès de cette dame nous fit appeler pour avoir notre avis. Après avoir examiné avec attention les dimensions du bassin, qui étaient convenables, et l'ouverture du col, qui offrait une diamètre égal à celui d'une pièce de six francs, nous trouvâmes que la poche des eaux faisait, à travers cette ouverture, une saillie assez prononcée. Cet examen terminé, et après avoir palpé l'abdomen, nous déclarâmes que l'accouchement n'était retardé que par la résistance des membranes, et que, pour en provoquer et en obtenir la terminaison presque immédiate, il n'y avait qu'à les percer, ce qui fut pratiqué à l'instant même. La délivrance eut lieu quelques minutes après.

Si l'on eût abandonné l'accouchement à lui-même, rigoureusement il aurait put se terminer; mais il aurait fallu attendre long-temps, et des accidents en seraient peut-être résultés. Le placenta aurait pu sortir en même temps que l'enfant, et il y aurait eu une hémorrhagie. En supposant même que le placenta ne se fût pas décollé, le bas-fond de l'utérus pouvait être entraîné et rester engagé dans l'ouverture du col, accident fort grave si l'on ne s'en aperçoit pas à temps. Enfin la prolongation des douleurs, qui étaient très-violentes chez la malade, aurait pu déterminer des convulsions. L'ouverture des membranes leva tout obstacle et prévint des accidents qui indubitablement se seraient manifestés.

Dans nos cours, comme dans notre pratique particulière, chaque fois que le diamètre de l'ouverture du col équivalait à celui d'une pièce de six francs, et que les membranes résistaient à la puissance des contractions utérines, nous les avons percées. Il suffit le plus souvent pour cela de gratter avec l'ongle le centre de la tumeur formée par ces membranes, et de profiter d'une douleur pour pousser vivement la pointe du doigt sur l'endroit aminci. Quelquefois ce moyen ne réussit pas. Dans ce cas, on place la pointe d'un ciseau sur la pulpe du doigt, on pénètre jusqu'à la tumeur, et l'on enfonce cette pointe de trois ou quatre lignes ; il n'en faut pas davantage : l'ouverture s'agrandit ensuite par les seuls efforts de l'utérus, et, si les douleurs se soutiennent, l'accouchement se termine sans difficulté. On ne peut supposer que l'accoucheur soit assez maladroit pour porter la pointe de l'instrument sur toute autre partie que les membranes, car il pourrait en résulter de graves accidents, surtout si l'on atteignait la vessie.

Les cas d'application du forceps se présentent souvent dans la pratique. Ce n'est pas comme faits rares que nous allons en rapporter quelques-uns : notre but est d'indiquer le moment où il convient d'agir. C'est le toucher qui nous l'apprendra.

L'application du forceps ne réussit pas toujours lorsque la tête n'est point engagée dans le détroit supérieur, mais c'est un moyen à tenter ; il fait courir moins de danger à l'enfant que la version. Dans le cas d'insuccès on a encore la ressource d'aller chercher les pieds ; mais il est bien rare que l'application du forceps demeure sans résultat entre les mains d'un praticien habile.

Smellie est le premier qui ait donné le conseil d'appliquer le forceps lorsque la tête est encore au-dessus du détroit. Baudelocque trace les règles de cette application, et il ajoute que ceux qui n'ont pas l'habitude de se servir de cet instrument feraient mieux d'opérer la version. Pour son compte il n'indique pas qu'il faille renoncer à la version, car il dit (page 161, t. 2) : « Il ne faut cependant pas s'en » servir (du forceps), parce qu'il est d'autant plus difficile » de bien saisir la tête qu'elle est plus mobile sur le détroit » du bassin. L'extraction de l'enfant par les pieds mérite alors

» la préférence. » Il ajoute : « Cette méthode est plus fa-
» cile pour la plupart des praticiens, et plus sûre pour la
» femme que l'usage du forceps. »

Aujourd'hui l'application du forceps est devenue une opération extrêmement simple et qui n'expose nullement la femme. Si l'accoucheur qui s'en sert sait apprécier la direction des axes, les plans des deux détroits, et surtout l'étendue des diamètres, en les comparant à ceux de la tête de l'enfant, si enfin il a quelque habitude de cet instrument, il est difficile de penser qu'il ne réussisse pas.

PREMIÈRE OBSERVATION.

La nommée Eugénie, jeune et bien constituée, enceinte pour la première fois, femme de chambre de madame la comtesse de Balbi, résidant aux Moussais, près Mantes, était depuis vingt-quatre heures en mal d'enfant, lorsque nous fûmes appelé en consultation. Après avoir écouté quelques détails insignifiants qui nous furent transmis par la sage-femme, voici ce que le toucher nous apprit. La tête avait traversé le détroit supérieur et avait opéré son mouvement de rotation depuis plus de trois heures; l'occiput était en avant; une tumeur assez prononcée, formée par l'infiltration du tissu cellulaire sous-jacent au cuir chevelu correspondant au vertex, se présentait à l'entrée du vagin; les grandes lèvres étaient fortement tuméfiées; les eaux de l'amnios s'étaient écoulées depuis six heures et les douleurs s'étaient arrêtées. La femme était épuisée, et le désespoir s'était emparé d'elle : fallait-il la saigner, la mettre dans un bain et employer le seigle ergoté pour réveiller les douleurs, puis laisser agir la nature ? il est probable qu'en raison de la constitution et de l'âge de la femme, l'engourdissement de l'utérus eût cessé, et que les douleurs étant revenues, l'accouchement se fût enfin terminé. Mais pourquoi exposer la vie de la mère? si nous laissions encore le travail se prolonger, qui pouvait limiter sa durée? qui nous assurait qu'il ne surviendrait pas, par ce seul fait, une métrite, une péritonite, une fistule urétrovaginale ou d'autres accidents? il n'eût pas été sage de courir de pareilles chances lorsque nous avions à notre disposition un moyen simple et facile, qui ne pouvait nuire à la mère ni à l'enfant, et qui pouvait sauver celui-ci, s'il était encore vivant; nous voulons parler de l'emploi du forceps.

L'application du forceps fut donc pratiquée, et en moins de deux minutes l'accouchement fut terminé. L'enfant vint asphyxié, mais à force de soins il revint à la vie. Les indications recueillies par le toucher nous avaient guidé dans la conduite que nous avions à tenir.

Lorsque la tête de l'enfant séjourne long-temps dans l'excavation du bassin, sa vie est singulièrement compromise; en cas de mort, nous pensons que cet événement fâcheux doit être attribué à la compression du cordon ombilical, plutôt qu'à la position de la tête. En effet, lorsque l'accouchement s'arrête au moment, pour ainsi dire, où il semblait devoir se terminer, l'utérus, qui tend à revenir sur lui-même, étreint le corps du fœtus et comprime le cordon : la circulation se trouve ralentie ou même entièrement suspendue. Dans le premier cas la vie de l'enfant est compromise, dans le second sa mort est certaine si on ne se hâte de remédier, par les secours de l'art, aux obstacles qui se présentent.

A cette cause qui agit souvent d'une manière si funeste, il faut en ajouter une seconde, également déterminée par le séjour trop prolongé de la tête au détroit inférieur; c'est l'épanchement sanguin qui s'opère à la base du crâne, quelquefois à la surface du cerveau; dans ce cas l'enfant meurt apoplectique.

L'observation suivante viendra à l'appui de toutes ces réflexions.

Lors de son premier accouchement, madame la marquise de M*** avait fait appeler auprès d'elle un accoucheur en grande réputation à Paris. Après avoir franchi le détroit supérieur, la tête de l'enfant se trouva arrêtée à l'entrée du vagin; les douleurs n'étaient pas assez vives pour lui faire traverser le détroit inférieur. On la laissa séjourner trois heures dans cette position; après ce laps de temps les douleurs reparurent et l'accouchement se termina, mais l'enfant était mort. Ce fut une désolation pour toute la famille, et surtout pour la mère.

A sa seconde grossesse cette dame ne voulait plus accepter les soins du même accoucheur. M. de R***, son père, en me rapportant ce fait, me faisait part de la répugnance qu'elle éprouvait à se confier une seconde fois à lui; mais une simple réflexion me suffit pour détruire cette répugnance. Si M*** a péché lors du premier accouchement par excès de prudence, soyez certain, lui dis-je, qu'il ne commettra pas une seconde fois la même faute dans les mêmes circonstances, et qu'il saura se décider à temps. Cet avis fut goûté : l'accoucheur ne fut pas changé.

C'est pour avoir su prendre à temps un parti, et pour n'avoir pas craint de recourir à l'emploi du forceps, que j'ai conservé mon fils. Il vint au monde asphyxié : vingt minutes plus tard, il fût venu mort.

DEUXIÈME OBSERVATION.

En 1816, madame la duchesse de Bourbon, qui habitait alors le château de Rosny, m'envoya chercher pour accoucher une femme du château, qui souffrait depuis trois jours.

Après avoir pratiqué le toucher, je reconnus que la tête de l'enfant se trouvait dans l'excavation du bassin : elle y était depuis trois heures, d'après le dire de la sage-femme. La malade épuisée n'avait plus la force de pousser; je n'hésitai pas à employer le forceps, et la femme fut délivrée presque aussitôt. L'application de l'instrument ne lui fit éprouver aucune douleur; l'enfant était vivant. Si l'on eût abandonné l'accouchement à lui-même, il se serait peut-être terminé par les seules ressources de la nature, mais combien aurait-il fallu de temps pour cela? c'est ce que j'ignorais. Le travail pouvait encore durer deux ou trois heures, peut-être même davantage, et dans ce cas on avait à redouter pour l'enfant une mort presque certaine, et pour la mère les suites d'un enfantement long et laborieux.

L'application du forceps triompha sur-le-champ de tous les obstacles, et prévint peut être un double malheur, sans offrir le moindre inconvénient.

TROISIÈME OBSERVATION.

La nommée Rosalie, âgée de trente-deux ans, bien constituée, enceinte pour la cinquième fois, et toujours heureusement accouchée, fut prise au mois de mai 1836, par les douleurs de l'enfantement; le soir, vers huit heures, elle fut placée sur le lit de misère.

Au toucher on reconnaît que les grandes lèvres sont tuméfiées. Le vagin est large et très-humide; le bassin est bien conformé; le col utérin est effacé; les lèvres du museau sont volumineuses et molles, l'entrée du col permet à la pointe du doigt d'y pénétrer facilement; l'orifice interne est moins ouvert que l'externe; l'intervalle qui les sépare est de cinq lignes environ. Pendant les douleurs, qui se renouvellent souvent, le globe utérin se durcit fortement.

Vers minuit l'ouverture du col présente un diamètre de douze à quatorze lignes ; à travers les membranes on sent la tête de l'enfant, et l'on peut reconnaître la première position. La nuit se passe dans cet état ; les douleurs se soutiennent avec une certaine force. A six heures du matin, la dilatation a fait peu de progrès ; les eaux se sont écoulées depuis trois heures ; la femme est épuisée ; la tête n'est pas engagée. A dix heures la dilatation a atteint la grandeur d'une pièce de six francs ; les douleurs sont faibles et de courte durée. A la partie de la tête qui se présente, existe une tumeur assez prononcée, formée par l'infiltration sanguine du tissu cellulaire sous-jacent à la partie correspondante du cuir chevelu.

Dans cette position, ayant déjà fait prendre du seigle ergoté sans succès, nous jugeâmes que si l'on abandonnait l'accouchement à la nature, en supposant qu'elle pût se suffire, l'enfant viendrait mort, et que la vie de la femme elle-même serait sérieusement compromise.

On eut recours à l'emploi du forceps. La position était connue : on appliqua la première branche derrière le pubis sans difficulté ; la seconde n'en présenta pas davantage ; l'instrument fut ramené suivant la direction des axes du bassin ; l'accouchement eut lieu très-promptement, et presque sans douleurs. L'enfant était vivant ; la mère fut bientôt rétablie.

QUATRIÈME OBSERVATION.

M. Dondaine, médecin à Paris, qui a suivi nos cours, nous fit appeler, il y a déjà quelque temps, pour avoir notre avis sur l'état d'une femme qui depuis trois jours était en mal d'enfant.

Le col était assez dilaté pour que la tête pût traverser ; cependant elle n'en restait pas moins au-dessus du détroit. Le bassin était bien conformé ; les eaux s'étaient écoulées depuis plusieurs heures ; les douleurs, sans avoir entièrement cessé, étaient faibles, et la femme épuisée était incapable de faire aucun effort. Comme il n'était pas survenu d'accident, nous donnâmes le conseil d'attendre. Cependant le travail n'avançait pas, et les forces diminuaient ; nous conseillâmes alors l'application du forceps. La première branche fut placée derrière le pubis, parce que nous devions éprouver moins de difficulté en l'introduisant avant celle qui devait être dirigée en arrière ; l'accouchement eut lieu sans obstacles. L'enfant vint vivant, et la mère ne tarda pas à se rétablir. L'enfant se présentait en première position.

DU TOUCHER LORS DE L'AVORTEMENT OU DE LA FAUSSE-COUCHE (1).

Nous n'avons pas à nous occuper ici des diverses causes qui peuvent déterminer la fausse-couche : notre tâche doit se borner à faire ressortir les indications que peut fournir le toucher dans les cas où un accident de cette nature nécessite la présence de l'accoucheur.

Lorsque la femme enceinte est arrivée au terme de sa grossesse, la nature a tout préparé pour l'accomplissement de son œuvre ; aussi les accidents sont-ils rares après un accouchement ordinaire, et au bout de quelque temps les organes sexuels reviennent à leur état normal.

Il n'en est pas ainsi dans les cas de fausse-couche : la nature n'a pas eu le temps nécessaire pour préparer convenablement l'utérus à livrer passage au produit de la conception ; aussi les conséquences en sont-elles souvent funestes pour les femmes.

Quand la fausse-couche a lieu quelques jours seulement après la conception, le germe est si petit, si diffluent, ainsi que ses annexes, qui existent à peine, que tout peut s'échapper de l'utérus sans que cet organe ait presque besoin d'agir : son ouverture, bien que fort étroite, est suffisante pour livrer passage aux matières encore informes qu'il contient et qui s'écoulent comme une lie épaisse. Dans ces cas, il n'y a rien à redouter, et le toucher est complètement inutile.

(1) Bien que ces deux expressions ne soient pas absolument synonymes, on les emploie néanmoins l'une et l'autre pour exprimer la même idée.

L'expérience constate qu'il y a des femmes qui ont fait des fausses-couches à six semaines, deux mois, et quelquefois même à une époque plus avancée, sans éprouver le moindre accident : ce sont d'heureuses exceptions extrêmement rares.

Si la fausse-couche arrive à trois mois, le travail est long et pénible, car le col utérin n'a perdu que deux ou trois lignes de sa longueur; les deux orifices se trouvent éloignés d'un pouce, et le tissu intermédiaire est à peu de chose près aussi résistant qu'avant la grossesse. L'ouverture étant trop étroite pour livrer passage à l'embryon et à ses annexes, l'organe gestateur est obligé de se contracter longtemps pour vaincre la résistance que présente le tissu du col utérin. Cette résistance est d'autant plus difficile à surmonter, que le corps qui doit être expulsé est mollasse, ce qui diminue sensiblement l'action des fibres musculaires de la matrice. Il est un autre motif qui tend aussi à prolonger le travail, c'est que le col utérin ne s'efface pas : il se dilate seulement.

Pour triompher de ces obstacles, la nature emploie huit ou dix jours, quelquefois douze et souvent même bien davantage. Un travail aussi long-temps soutenu dispose l'utérus à l'inflammation. Une autre cause morbide vient se joindre à celle-ci, c'est l'altération putride du produit de la conception.

La fausse-couche commence à l'instant où une lésion quelconque vient atteindre l'embryon, et le fait périr; elle peut aussi être déterminée par le décollement du placenta. Dès ce moment ces corps deviennent étrangers à l'utérus, et, ne recevant plus l'influence vitale de cet organe, ils tendent à se putréfier. L'intervalle de dix à quinze jours qui s'écoule avant leur expulsion, est plus que suffisant pour amener la décomposition; dès lors il y a résorption de la matière altérée, et il en résulte une complication fâcheuse.

Lorsque après les efforts multipliés de l'utérus l'embryon a été poussé au dehors, si le placenta séjourne quelque temps dans la cavité de ce viscère, il finit quelquefois par couler en putrilage avec le sang qui s'en échappe ; de là l'odeur si nauséabonde qui s'exhale des parties de la femme.

C'est peut-être pour avoir méconnu ce fait, que des auteurs ont prétendu que le placenta étant resté dans l'utérus, avait été absorbé. Mais à cette époque de la grossesse, ce corps vasculaire présente encore trop peu de résistance, et la moindre altération putride suffit pour le rendre diffluent.

Cependant dans les grossesses moins avancées, c'est probablement ce qui arrive quelquefois, car en examinant attentivement les caillots de sang qui s'échappent des parties de la femme, il arrive parfois qu'on n'y trouve aucune trace de corps organisé.

Lorsque l'avortement a lieu à une époque plus avancée, si le fœtus après la mort séjourne trois, quatre ou cinq semaines dans l'utérus avant d'en être expulsé, la décomposition qui s'opère, sans être aussi active dans le sein de la mère qu'elle le serait sous l'influence directe de l'atmosphère, est assez avancée pour altérer les fluides amniotiques ; une résorption fâcheuse en est la suite inévitable ; cette circonstance explique suffisamment les changements qui surviennent dans la santé de la femme. Les faits nombreux que nous avons observés semblent autoriser cette opinion. C'est donc avec raison que les praticiens redoutent les fausses-couches, puisque dans ces cas la nature est obligée d'enfreindre les lois qu'elle a elle-même établies.

Ce peu de mots doit suffire pour faire apprécier les dangers auxquels la femme se trouve exposée, dans le cas d'un avortement.

Voyons maintenant ce que nous apprend le toucher sur
ce sujet.

En prenant la fausse-couche à trois mois, époque où
l'embryon a atteint un certain développement, et où le
placenta est déjà volumineux, voici les phénomènes que
l'on observe. Après les premiers jours de douleurs, le col
utérin vaginal augmente de volume, il est sensible au
toucher, son tissu est moins résistant, la femme le plus
souvent rapporte les douleurs qu'elle éprouve aux lombes.
Toutes les positions la fatiguent. Ces douleurs ne sont pas
continues, souvent même elles sont séparées par des intervalles de quelques heures. De temps à autre des caillots
de sang sortent des parties ; quelquefois le sang coule assez
abondamment pour donner de l'inquiétude ; cependant
le plus souvent cet écoulement ne prend pas le caractère
d'hémorrhagie. La femme éprouve un grand malaise, une
lassitude pénible, les traits de la figure sont affaissés, l'appétit est nul. Vingt-quatre, quarante-huit heures plus tard
le col utérin est devenu plus gros encore ; il s'est allongé ;
la sensibilité y est plus vive, son tissu est ramolli, l'ouverture du museau s'est agrandie ; le doigt explorateur en la
parcourant, reconnaît la présence d'un corps légèrement
résistant, qu'il est difficile de caractériser.

Le travail, une fois arrivé à son terme, le corps reconnu
par le toucher ne tarde pas à sortir de l'utérus, mais quelquefois cette sortie n'est complète qu'au bout de douze ou
quinze heures, et même davantage. Ordinairement le placenta reste dans l'utérus après l'expulsion du fœtus : le
travail alors continue jusqu'à sa sortie, qui peut se faire
attendre plusieurs jours. S'il survient une hémorrhagie,
on est d'autant plus embarrassé, qu'elle est occasionnée par
la présence de ce corps dans l'utérus, qu'il n'y a pas possibilité de le saisir, et qu'il faut nécessairement attendre son ex-

pulsion. Levret avait imaginé de se servir d'une pince pour l'arracher ; mais la difficulté pour l'introduire est extrême, en raison de la distance des orifices, de l'épaisseur des parois et du peu d'étendue de l'ouverture. Aussi a-t-on renoncé à l'emploi de ce moyen, qui pour obvier à un mal pouvait en produire un plus grand.

Le toucher dans ces circonstances fait connaître si une portion du placenta s'est échappée. Les contractions du corps utérin et les contractions du bas-fond de ce viscère sont peu efficaces, et il sort lentement du col où il est retenu. Cela se conçoit aisément, car les parois sont épaisses et la cavité est peu étendue ; en se contractant elles ne rencontrent qu'un corps mou, qui ne présente aucune résistance, et dès-lors cet organe n'agit presque que sur lui-même. Ainsi s'explique la lenteur avec laquelle le placenta sort de la matrice, même après que la résistance du col a été vaincue et qu'il a livré passage à l'embryon.

Si la portion du placenta qui flotte dans le vagin est susceptible d'être saisie par l'indicateur et le médius, on peut quelquefois, au moyen de légères tractions, l'amener en entier au dehors ; on peut même dans ce cas employer avec quelque avantage la pince à pansement, en ayant le soin de rouler lentement l'instrument sur lui-même, pour le tirer ensuite avec précaution. Si le placenta est altéré, ce qui a lieu le plus souvent, la portion saisie se déchire, l'autre reste dans le col ; il y a dans ce cas nécessité d'attendre que la nature se suffise à elle-même. La position de la femme devient d'autant plus fâcheuse que, s'il se manifeste des accidents, on ne peut guère y remédier par des procédés mécaniques ; les moyens hygiéniques et pharmaceutiques sont les seuls dont on puisse faire usage.

Citons maintenant quelques observations.

PREMIÈRE OBSERVATION.

Une femme de Mantes (Seine-et-Oise), dont le mari faisait le commerce de blé, âgée de vingt-quatre ans, d'une bonne constitution, était accouchée une première fois très-heureusement. Un an après, en 1820, elle devint enceinte. A l'époque de deux mois et demi environ, à la suite d'un effort qu'elle fit pour soulever un fardeau, elle ressentit dans les reins un douleur très-vive. A dater de ce moment elle éprouva du malaise ; le repos du lit ni les saignées ne purent réparer le mal qu'avait produit cet effort.

Le neuvième jour, les douleurs, qui s'étaient d'abord manifestées par intervalles, et à des distances fort éloignées, se rapprochèrent ; des caillots de sang s'échappèrent des parties ; le onzième jour l'embryon sortit ; le placenta resta dans l'utérus ; ce ne fut seulement qu'au bout de quatre jours qu'il fut expulsé. Pendant le travail qui avait été long et pénible, il s'écoula une assez grande quantité de sang, mais sans que cet écoulement prît le caractère d'hémorrhagie. Le placenta était altéré, il répandait une odeur putride très-prononcée. Après quinze jours de convalescence, cette femme put reprendre ses occupations de ménage.

Quelques heures avant l'expulsion de l'embryon, le toucher nous avait fait reconnaître que le col utérin vaginal était plus long et beaucoup plus gros que dans l'état de vacuité ; il était sensible au contact du doigt, et, sous cette impression, faisait éprouver de la douleur à la femme. L'ouverture du museau pouvait avoir de quatre à cinq lignes de diamètre ; les lèvres étaient légèrement boursouflées.

La main placée sur l'abdomen ne put rien nous apprendre : la pression la plus légère était pénible à supporter.

Pour donner une idée des douleurs qu'elle avait subies, cette femme ne cessait de répéter, après son rétablissement, qu'elle aimerait mieux accoucher à terme six fois, que de faire encore une fausse-couche.

DEUXIÈME OBSERVATION.

En 1824, étant allé faire une visite à madame la duchesse D*, cette dame m'entretint de l'état de sa santé, et me raconta qu'étant montée à cheval huit jours auparavant, elle avait été depuis lors toujours souffrante; elle ajouta qu'elle se croyait enceinte de deux mois environ. Je lui annonçai qu'elle ferait probablement une fausse-couche; que le seul moyen possible de prévenir cet accident était de garder le lit, et de lui faire une petite saignée. Cinq jours après cette conversation elle m'envoya chercher. Peu de temps avant mon arrivée, elle avait rendu beaucoup de sang: en examinant les caillots recueillis sur des linges, je ne trouvai ni embryon ni placenta. Je déclarai en conséquence que les accidents ne cesseraient entièrement qu'après l'expulsion du corps spongieux.

Les précautions indiquées par l'hygiène furent observées, et le traitement fut en rapport avec les symptômes qui existaient. L'écoulement sanguin, sans être complétement suspendu, était si faible qu'il ne pouvait donner aucune inquiétude. Au bout de quarante-huit heures l'hémorrhagie reparut avec violence : je tranquillisai la malade, dont le moral était fort abattu, et calmai ses inquiétudes. Je lui fis prendre une décoction de quinquina édulcoré avec le sirop de grande consoude; je fis soulever le siége avec des oreillers, et le calme se rétablit.

Deux jours après, le placenta sortit; il répandait déjà une odeur putride et nauséabonde. J'annonçai alors qu'il

n'y avait plus rien à redouter du côté de l'hémorrhagie, et
qu'en raison de la quantité de sang perdue, il n'y aurait
probablement pas d'inflammation du côté de l'utérus. En
effet, au bout de six semaines environ cette dame fut rétablie.

TROISIÈME OBSERVATION.

En 1833 la femme d'un ancien juge de Mantes, âgée de
trente ans, grande, bien constituée et déjà accouchée de
six ou sept enfants, habitant alors Paris, enceinte de six semaines environ, fit dans son escalier une chute où le siége
porta. Cet accident fut suivi d'une fausse-couche; les phénomènes qui se manifestèrent ne pouvaient laisser aucun
doute à ce sujet. Il sortit des parties des caillots de sang
volumineux. Après quelques douleurs assez vives dans les
reins, le col utérin devint gros, sa longueur augmenta, il
devint sensible au toucher; l'ouverture du museau s'a-
grandit.

La main placée sur l'abdomen faisait éprouver une sensation pénible lorsqu'on appuyait sur la région hypogastrique. Il survint après la sortie des caillots un léger écoulement de sang, qui s'arrêtait par moments. Cet état fâcheux
se soutint pendant quinze jours. La malade était faible, ex-
ténuée de fatigue : elle avait, par moments, de la fièvre;
au bout de huit jours les matières qui sortaient du vagin
étaient brunâtres et répandaient une odeur très-forte.

D'après mes recommandations on conservait les linges,
et j'examinais chaque jour ceux qui avaient été salis la
veille. Je ne pus découvrir ni embryon ni placenta parmi
les humeurs qui étaient sorties du vagin.

La dame et la garde m'ayant assuré n'avoir point jeté
de caillots, ni rien qui ressemblât aux matières qui sortent par cette voie pendant la fausse-couche, je suis porté

à croire que le produit de la conception était tombé en putrilage, et qu'il était sorti sous la forme d'un liquide épais et mélangé avec les autres humeurs provenant de l'utérus.

Au moment où les accidents commencèrent à perdre de leur intensité, la malade était dans une position fort inquiétante. A cet instant, le col utérin était encore plus gros, plus sensible et plus allongé dans le vagin que dans les premiers jours : des injections adoucissantes et calmantes, renouvelées plusieurs fois par jour, en nettoyant les parties, en diminuaient l'irritation. La région hypogastrique resta longtemps douloureuse ; la santé de cette dame ne se rétablit qu'après six mois d'une convalescence fort pénible.

Nous devons d'ailleurs le dire en terminant, la vie de la femme est toujours compromise par une fausse-couche.

La fausse-couche s'accomplit avec moins de dangers vers l'époque de quatre mois et demi à cinq mois.

En effet, le fœtus présente alors un poids de douze à quatorze onces ; son volume et sa résistance favorisent l'action des contractions utérines, et facilitent ainsi son expulsion.

A l'époque de trois mois, le col utérin, tout en se dilatant pour livrer passage à l'embryon, ne s'efface pas et conserve dans cet instant une épaisseur de huit à dix lignes.

A six mois révolus le fœtus peut être viable ; les phénomènes qu'on observe alors se rapprochent trop de ceux que présente l'accouchement à terme pour qu'il soit besoin d'en faire mention ici.

DU TOUCHER DANS LA GROSSESSE EXTRA-UTÉRINE.

La grossesse ordinaire se développe et se termine dans un espace de temps limité ; cet état accidentel, bien que pénible quelquefois pour la femme qui le supporte, ne compromet cependant pas son existence, et rarement il entraîne pour elle des conséquences fâcheuses.

Il n'en est pas de même de la grossesse extra-utérine, qui se développe en dehors de l'organe destiné par la nature à la gestation. Lorsqu'elle arrive à son terme, ou même avant d'y être parvenue, ce qui a lieu le plus souvent, le fœtus et ses annexes ne trouvent pas d'issue pour s'échapper au dehors, et presque toujours l'accoucheur est obligé de pratiquer des ouvertures artificielles. C'est cette absence de tout passage qui fait tout le danger ; d'autres circonstances viennent encore aggraver et compliquer davantage la position de la femme.

La grossesse ordinaire n'est point une maladie : c'est une fonction naturelle qui s'accomplit dans un espace de temps déterminé, pendant lequel les organes de la génération sont préparés successivement au travail de l'accouchement.

La grossesse extra-utérine au contraire est un fait anormal, car le produit de la conception se développe en dehors de l'organe gestateur, dans un lieu insolite qui ne présente point d'issue. C'est là un fait grave et qui mérite toute l'attention du praticien.

Où s'opère la fécondation ? A ne plus en douter, c'est

sur l'ovaire. Les grossesses extra-utérines en sont une preuve certaine : des expériences physiologiques sont venues confirmer pleinement ce point de doctrine.

L'ovule des mammifères est fécondé sur l'ovaire. C'est seulement quelques jours après la fécondation, par suite du développement de cet ovule, que la coque où il était contenu se déchire. Il passe alors dans la trompe, et pénètre jusque dans l'utérus, où il est arrêté par la présence de la membrane épichorion.

Combien de jours faut-il, chez la femme, pour que l'ovule, ainsi vivifié, se détache de l'ovaire ? On ne saurait faire à cette question une réponse positive : mais il est probable que ce travail, qui paraît inflammatoire, exige cinq ou six jours. C'est seulement après ce laps de temps qu'il pénètre dans la trompe et la parcourt dans toute son étendue, pour s'arrêter enfin dans la cavité de l'utérus, où il doit demeurer neuf mois.

Cette courte digression nous a paru nécessaire pour détruire l'opinion émise par Astruc, relativement à la grossesse extra-utérine, dans son Traité sur les Maladies des Femmes. Voici comment il s'exprime : « Les grossesses extra-« utérines sont plus ordinaires dans les filles et dans les « veuves, surtout chez celles qui ont passé pour sages, par-« ce que la crainte, la honte, le saisissement dont ces femmes « sont affectées dans un embrassement illicite, y ont beaucoup « de part. » (Tom. IV, page 238.) Baudelocque, paraissant adopter l'opinion d'Astruc, cite une femme qui, se trouvant aux prises avec les douleurs d'une grossesse extra-utérine, lui avait confié que la crainte d'être surprise dans les bras de son amant, en entendant remuer la clé de sa chambre, qu'elle avait imprudemment laissée en dehors, lui fit éprouver une émotion plus vive à l'instant même où elle dut concevoir. (Tom. II, page 471.)

Cette opinion, qui trouve encore des partisans, ne saurait soutenir un examen sérieux. En effet si l'ovule fécondé se détachait à l'instant même de l'acte vénérien, cette prétendue explication conserverait toute sa valeur : le mouvement de spasme transmis à la trompe aurait pu s'opposer à l'entrée du germe dans le pavillon, ou bien ce germe, parvenu dans le conduit séminifère, y serait arrêté par un resserrement spasmodique de ce conduit.

Mais les expériences faites sur les animaux ont démontré que c'est seulement quatre ou cinq jours après la fécondation que l'ovule descend dans l'utérus. Or, dans quelque hypothèse qu'on veuille se placer, les traces de la sensation nerveuse ne sauraient subsister encore au bout de ce temps : il faut donc renoncer à expliquer ainsi la grossesse extra-utérine.

Lorsqu'on examine attentivement la disposition anatomique des organes sexuels de la femme, on est surpris du très-petit nombre de grossesses extra-utérines qu'on observe dans la pratique. Peut-être, ainsi que l'ont pensé quelques auteurs, cet accident serait-il plus fréquent, si chaque fois qu'un germe fécondé tombe sur le péritoine, ou s'arrête dans la trompe ou sur tout autre point, il parvenait à s'y développer. Mais ici les preuves nous manquent, et nous nous bornons à de simples réflexions.

Les anciens auteurs avaient consigné dans leurs ouvrages quelques faits de grossesses extra-utérines. Les modernes, qui ont profité de leurs observations et de leur propre expérience, ont établi sur ce sujet un corps de doctrine qui laisse peu à désirer quant à la détermination de l'organe sur lequel se développe cette grossesse. L'obscurité qui régnait avant eux sur ce point a presque entièrement disparu. Ce nouveau progrès de la science est dû aux recherches de MM. Velpeau, Breschet et d'autres savants recommandables.

C'est ainsi qu'on est arrivé à distinguer aujourd'hui cinq espèces de grossesses extra-utérines :

1° La grossesse ovarique, dans laquelle le développement du germe fécondé a lieu sur l'ovaire ;

2° La grossesse tubaire, où le germe s'arrête et demeure dans la trompe ;

3° La grossesse intersticielle, où il se développe dans l'épaisseur de la paroi utérine ;

4° La grossesse utéro-tubaire, dans laquelle le germe est contenu en même temps dans la cavité de l'utérus et dans celle de la trompe ;

5° Enfin la grossesse péritonéale, où le germe tombe et se développe dans la cavité abdominale.

Des faits nombreux, éclairés par l'anatomie pathologique, ont confirmé cette division.

Tous les auteurs qui ont écrit sur ce sujet ont constaté que dans ces sortes de grossesses ils avaient toujours trouvé l'utérus, soit pendant le travail de l'accouchement et même avant, soit après la mort, lors de l'autopsie, beaucoup plus développé dans toutes ses parties que dans l'état de vacuité.

Ce fait peut s'expliquer dans les grossesses tubaire, intersticielle et utéro-tubaire. En effet, les tissus de la trompe sont de même nature que ceux de l'utérus : les mêmes nerfs s'y distribuent, et comme le développement du germe dans la trompe, ou encore dans la trompe et dans l'utérus à la fois, établit entre les tissus une communication non interrompue, on conçoit aisément que l'utérus puisse éprouver une modification dans son ensemble, et que ses dimensions se trouvent augmentées. On comprend encore, dans ces trois espèces de grossesses, qu'une excitation nouvelle et continue, qu'une vie plus active se manifeste à la partie où s'est fixé le germe fécondé : l'utérus semble réclamer les droits qu'il a perdus par cette erreur de lieu. Enfin, dans la grossesse ovarique, on peut admettre qu'une action sympathique de l'ovaire sur l'utérus détermine dans l'épaisseur des parois de ce viscère un afflux d'humeur plus abondant, et augmente ainsi ses dimensions.

Mais il en est autrement dans la grossesse péritonéale; et, sauf les cas où le placenta se trouve greffé sur l'utérus, on chercherait vainement à se rendre compte du développement de ce viscère. Bornons-nous donc à enregistrer ce phénomène sans vouloir l'expliquer; car, dans ce cas, la grossesse n'exerce réellement aucune influence sur l'utérus.

Les grossesses tubaires, intersticielles, utéro-tubaires et ovariques ne se prolongent guère au-delà de quatre mois; rarement elles vont jusqu'à six. Les tissus dans lesquels le germe se développe se déchirent ordinairement vers le quatrième mois. C'est à la suite de cette rupture que surviennent les accidents les plus graves.

La grossesse abdominale peut se prolonger jusqu'au neuvième mois, et permettre au fœtus d'acquérir un développement aussi considérable que s'il eût occupé la cavite utérine. Baudelocque en cite un exemple fort remarquable dans son *Traité des Accouchements*, tome II, page 475.

Cet exposé préliminaire nous a paru être nécessaire pour l'intelligence de ce qui va suivre, et devoir rendre plus facile l'appréciation des signes que nous avons à reconnaître par le toucher.

Les premiers phénomènes qui se manifestent dans les diverses espèces de grossesses extra-utérines sont vagues, incertains, tout aussi douteux qu'au début d'une grossesse ordinaire.

Ces premiers phénomènes sont plutôt fatigants pour la femme que fâcheux en eux-mêmes : nausées, vomissements, malaise général, douleur hypogastrique, suppression des règles, tels sont les premiers indices, qui ne portent avec eux aucun caractère de gravité. La femme est souffrante sans être malade; elle peut se livrer à ses occupations d'intérieur. Si, pendant les deux premiers mois, le médecin ne peut rien distinguer, à une époque un peu plus avancée, trois mois, trois mois et demi, par exemple, on peut recueillir des faits bien significatifs. On commence à reconnaître la présence d'une tumeur, soit au détroit supérieur, soit dans les fosses iliaques. Cette tumeur est inégale, comme bosselée, et placée immédiatement derrière la paroi abdominale. Si cette paroi est mince et dans un état de laxité, cette constatation est facile, car le peu d'épaisseur de la membrane qui entoure le fœtus permet de distinguer les saillies des membres et les mouvements légers qu'ils exécutent. Ces signes deviennent très-douteux chez la femme qui a de l'embonpoint et dont les intestins sont distendus par des gaz, ou à laquelle la moindre pression sur l'abdomen fait éprouver de vives douleurs.

La tumeur étant reconnue, le toucher vaginal vient fournir de nouvelles lumières : il démontre que l'utérus n'a pas éprouvé les changements que l'on rencontre dans la vraie grossesse. Le col est ordinairement un peu plus gros, et presque toujours poussé en avant du côté de la vessie, comme on l'observe dans la rétroversion incomplète ; la portion du col placée au-dessus de l'insertion du vagin n'est point évasée. Il est difficile, à cause de la tumeur qui presse la matrice, d'apprécier sa légèreté et sa mobilité ; mais le doigt, parvenu à peu près au niveau du détroit marginal, en suivant la partie postérieure du vagin, reconnaît de suite que ce viscère n'a point acquis un développement très-sensible, et que la grosseur qu'il peut présenter n'a pas cette forme ovoïde arrondie qui caractérise la vraie grossesse à la même époque. Le toucher anal, dans cette circonstance, fournit d'utiles indications pour apprécier l'utérus, s'assurer si la tumeur a pénétré dans l'excavation du bassin, et calculer l'amincissement de ses parois.

Si la grossesse continue, si l'enveloppe qui contient le fœtus ne se déchire pas, plus on avancera vers le terme de neuf mois, plus les signes deviendront sensibles. La palpation abdominale pratiquée avec soin est d'un grand secours. Du côté des parties génitales, le toucher apprend qu'elles n'ont point éprouvé les modifications qui sont les suites inévitables de la grossesse ordinaire; le plus souvent en arrière et en haut la paroi postérieure du vagin est poussée en avant; le doigt explorateur reconnaît à travers cette paroi la tumeur qui produit cet effet.

Ces signes généraux sont en quelque sorte communs aux diverses espèces de grossesses extra-utérines; mais il est des différences anatomiques particulières à chacune de ces cinq espèces de grossesses. Ainsi, dans la grossesse ovarique, où le germe tient à une petite glande qui ne présente aucun point fixe, à mesure que le développement s'opère, ce germe, par l'effet de son propre poids, descend dans l'excavation du bassin du même côté que la glande, et entraîne l'organe sur lequel il est greffé. C'est dans cette filière osseuse qu'il va prendre son accroissement, placé entre le rectum et le vagin, et se dirigeant vers la symphise sacro-iliaque correspondante. Dans ce cas, la palpation abdominale révèle le défaut d'élévation du bas-fond de l'utérus, et le toucher vaginal achèvera d'éclairer la question. Il fera apprécier la grosseur qui déjette en avant la paroi postérieure du vagin, déterminera la partie du bassin où elle se trouve, indiquera l'état du col utérin en particulier et de l'utérus dans son ensemble. Le toucher anal devient ici fort important.

Si cette grossesse parvient à l'époque de cinq ou six mois ou plus, les organes situés dans l'excavation du bassin éprouvent de la gêne : les diverses fonctions s'exécutent péniblement, la femme est dans un état de souffrance continuel ; et si les mouvements de l'enfant viennent se joindre à cet ensemble de phénomènes, il est facile d'établir un diagnostic certain.

Nous avons eu occasion de pratiquer l'opération césarienne sur une femme qui portait dans son bassin une tumeur volumineuse formée par un faux germe qui avait pris naissance sur l'ovaire. Cette grosseur remplissait si bien la cavité osseuse, qu'il fallait sonder cette femme très-souvent pour la faire uriner ; elle ne pouvait aller à la garde-robe qu'après avoir pris plusieurs lavements.

La grossesse abdominale, lorsqu'elle a son siége sur l'une ou l'autre fosse iliaque ou sur les dernières vertèbres lombaires, est assez facile à constater. La tumeur est fixe et se laisse circonscrire aisément : on la reconnaît aux bosselures qu'elle présente à travers la paroi abdominale : on distingue les mouvements de l'enfant avec d'autant plus de facilité, qu'il n'est maintenu que par des membranes très-minces. Si l'utérus, par une sympathie qu'on s'explique difficilement, a éprouvé un certain développement, le toucher vaginal et le toucher anal établiront qu'il ne contient pas dans son intérieur le produit de la conception. En le parcourant au-dessus de l'insertion du vagin, on se convaincra qu'il n'est ni arrondi ni évasé, qu'il est léger et mobile, sauf les cas où le placenta est greffé sur le bas-fond, car il pourrait alors s'élever des doutes qui, en tout cas, disparaissent à une époque plus avancée.

Si cette grossesse se développait sur les ligaments larges, la difficulté serait grande : les phénomènes se rapprocheraient de ceux de la grossesse ovarique, et on pourrait même les confondre ; mais, même en supposant une méprise, les dangers pour la femme seraient les mêmes. Sous ce point de vue, l'erreur ne saurait lui nuire, pourvu toutefois que la grossesse insolite *par erreur de lieu* fût reconnue.

J'ai été appelé en consultation, avec un célèbre praticien, auprès d'une jeune dame chez laquelle on avait cru reconnaître une grossesse extra-utérine abdominale. Le ventre était gros, tendu ; la paroi abdominale et celle de l'utérus ne présentaient à elles deux que l'épaisseur de quelques feuilles de papier ; on sentait l'enfant à travers. Cette circonstance était grave, mais la palpation abdominale donnait de fausses indications. Le toucher vaginal vint rectifier les premières impressions : le col était raccourci, ramolli, ainsi que les lèvres du museau de tanche ; l'ouverture était assez large pour recevoir la pointe du doigt ; quoique les orifices fussent distants de sept lignes environ, on sentait très-distinctement le ballottement. D'après ces données seulement, le diagnostic fut établi d'une manière complète et positive. La jeune dame accoucha naturellement quelques mois après et sans accidents.

Les grossesses extra-utérines, tubaires et intersticielles présentent, à peu de chose près, les mêmes phénomènes à l'observateur. Lorsque la grossesse tubaire a son siége dans la partie frangée, le fœtus, à mesure qu'il se développe, s'incline du même côté, et finit par occuper la cavité du bassin. Le toucher abdominal ne peut presque rien apprendre dans cette circonstance, mais le toucher vaginal fait connaître que l'utérus est resté dans l'état de vacuité. Si le germe occupe la partie de la trompe qui se rapproche de son insertion à l'utérus à l'époque de trois ou quatre mois, s'il ne se forme pas de crevasse, l'utérus sera entraîné par le poids du fœtus, le bas-fond s'inclinera du côté de la trompe, le col se dirigera du côté opposé. Le toucher vaginal démontrera facilement que ces changements survenus à la matrice ne sont pas déterminés par une véritable

grossesse. Le toucher anal fournira aussi d'importants renseignements.

Les phénomènes de la grossesse intersticielle sont pour
l'accoucheur à peu près les mêmes que ceux de la grossesse
tubaire; seulement les changements qui s'opèrent sur l'utérus sont plus prononcés; le toucher seul pourra les apprécier.

La grossesse utéro-tubaire présente quelques-uns des
signes de la grossesse naturelle, puisqu'une partie du fœtus
se développe dans la cavité de l'utérus; mais peut-on découvrir que l'autre partie de l'enfant se trouve dans la
trompe? C'est là une difficulté que nous croyons presque
insurmontable, au moins quant à présent. L'accoucheur,
après mûr examen, se convaincra que la grossesse sur laquelle il est appelé à donner son avis ne suit pas la marche
ordinaire; mais, dans notre opinion, il lui sera à peu près
impossible d'en indiquer le véritable siége.

Tous les praticiens sont d'accord pour reconnaître qu'il
est fort difficile, dans quelques cas, d'apprécier l'existence
d'une grossesse extra-utérine, au moins dans les premiers
temps. Il s'est commis sur ce point tant de méprises, qu'on
ne saurait être trop circonspect. Il est des cas, comme celui
cité par Baudelocque, dont nous avons déjà parlé, qu'il est
impossible de méconnaître; mais il en est d'autres, notamment dans les grossesses utéro-tubaires, qui paraissent inex-
plicables, et dont malheureusement on ne peut se rendre
compte qu'après la mort de la femme.

On trouve dans la plupart des ouvrages d'accouchements
des observations sur les diverses grossesses extra-utérines;
on consultera avec fruit celui d'Astruc, ceux de MM. Velpeau, Capuron, Gardien, Baudelocque, etc.

DU TOUCHER LORS DU RENVERSEMENT DE L'UTÉRUS.

Le renversement de la matrice est un accident des plus graves : il est de la plus haute importance, pour le salut de la femme, que cette maladie soit reconnue de suite, car on pourrait citer un grand nombre de femmes qui y ont succombé dans l'espace de deux ou trois heures et même d'une demi-heure. Quelques-unes, par une rare exception, ont pu vivre un an ou deux et même beaucoup plus; mais elles ont fini par être victimes de cette terrible affection.

Si le toucher, bien dirigé, peut faire reconnaître le renversement de l'utérus, une erreur peut avoir les suites les plus fâcheuses. Des praticiens recommandables par leurs talents se sont mépris sur la nature de cette maladie; les conséquences en ont été funestes pour les malades. On ne saurait donc apporter trop de prudence et de précautions dans l'exercice du toucher.

La plupart des auteurs qui ont écrit sur les accouchements ont rapporté des observations de renversement de matrice. On peut consulter, sur ce sujet, Ambroise Paré, Amand, Mauriceau, Portal, Viardel, Saviard père, Lamotte, Baudelocque, Boyer, etc. Le *Dictionnaire des Sciences médicales* contient aussi sur cette matière un excellent article de Murat.

Dans l'affection qui nous occupe, l'utérus se retourne sur lui-même comme un doigt de gant. La face interne, couverte de la muqueuse, devient externe, et se trouve en contact avec le vagin; la face externe devient interne, et est recouverte par le péritoine.

Cette maladie, comme la plupart de celles qui assiégent l'espèce humaine, a dû exister dès les temps anciens; mais la puissance vitale n'ayant pas encore dégénéré, elle devait être plus rare. Nous devons dire, du reste, que, même de nos jours, elle est peu commune.

Les causes qui peuvent déterminer le renversement de l'utérus sont assez nombreuses : ce sont d'abord toutes celles qui peuvent dilater ses parois, telles que la grossesse accompagnée d'une grande quantité d'eau de l'amnios, une hydropisie considérable, une tympanite de cet organe, une môle, la présence d'hydatides, un épanchement abondant de sang, l'atonie ou la flaccidité de ses parois; enfin toutes les causes qui peuvent tenir son orifice ouvert. La femme n'est jamais plus exposée à cet accident qu'après une distension prolongée de ce viscère, dont la force se trouve considérablement diminuée après l'expulsion du corps étranger qu'il contenait.

Lorsqu'après un accouchement rapide, l'utérus, au lieu de revenir sur lui-même, demeure dans un état d'inertie ou de mollesse, le bas-fond s'affaisse par son propre poids, et vient se présenter à l'orifice qui est encore béant. (Cette ouverture, qui vient de livrer passage à la tête de l'enfant, présente un diamètre de trois à quatre pouces.) Quand le placenta est adhérent, et qu'une main mal-habile va le saisir par la face fœtale et tire sans précaution, le bas-fond peut être amené par cette imprudence à l'ouverture du museau de tanche. Les contractions violentes de l'utérus au moment où l'enfant traverse la vulve, et où les parois ne sont plus soutenues, peuvent faire descendre le bas-fond vers le vagin. Un placenta volumineux peut entraîner, par son propre poids, la voûte utérine. Un polype greffé sur le bas-fond peut, en sortant brusquement à travers le col, occasionner ce terrible accident.

Il est difficile de concevoir, malgré ce qu'ont écrit quelques auteurs recommandables, que l'utérus, dans l'état de vacuité, puisse se renverser; sa contexture anatomique semble s'y opposer. Quelquefois, chez la femme hystérique, l'utérus se dilate par un mouvement spontané. Par suite de l'anomalie du système nerveux, quelques plans de fibres de cet organe pourraient se contracter isolément et entraîner le bas-fond; mais, pour soutenir une pareille opinion, il faudrait des faits que nous ne possédons pas.

L'âge critique comme l'embonpoint des femmes ne paraissent pas être des causes susceptibles par elles-mêmes de déterminer l'inversion de la matrice; il faut que d'autres circonstances viennent se joindre à celles-ci.

Passons aux signes que peut fournir le toucher dans cette affection.

Immédiatement après la délivrance, l'accoucheur doit porter le doigt dans le vagin pour s'assurer de l'état du col utérin, tandis que l'autre main, placée sur la région sous-ombilicale, reconnaît le globe utérin, qui représente un corps arrondi, lisse ou légèrement bosselé, ayant environ quatre ou cinq pouces de diamètre, mobile au-dessus du détroit supérieur et qui offre une résistance d'autant plus grande que ses contractions sont plus vives. Dès que cet état est constaté, on n'a point à redouter le renversement, sauf quelques cas exceptionnels comme celui rapporté par Anet et dans lequel, sans cause appréciable, douze jours après un accouchement heureux, il survint subitement à la femme une inversion de matrice.

Si, en touchant la femme après que le délivre est sorti de l'utérus, on trouve au centre de l'ouverture du col un corps ovoïde qui fasse saillie, dont le volume varie suivant que l'inversion est plus ou moins complète, la main placée sur l'abdomen constatera l'absence totale ou partielle de la tumeur formée par la matrice. Si le renversement ne s'est opéré que sur une portion, la même main trouvera sur la partie de l'utérus qui sera susceptible d'être appréciée, un enfoncement en forme de cul-de-lampe qui pourra avoir lieu sur le bas-fond, en avant, en arrière ou sur les côtés; le doigt explorateur jugera quelle est la partie qui s'échappe à travers le col.

Lorsque le renversement est complet, la matrice, retournée sur elle-même, vient faire saillie à travers la vulve et descend entre les cuisses de la femme. La surface de cette tumeur présente l'aspect des membranes muqueuses. Si la partie sur laquelle se trouvait greffé le placenta est en dehors, on la reconnaîtra non-seulement parce qu'elle présente au toucher plus d'épaisseur, mais encore à sa surface inégale qui offre de petites éminences sur tout l'espace qu'occupait le gâteau vasculaire.

Selon les dispositions particulières de l'utérus et aussi selon les diverses circonstances qui se présentent, le renversement est plus ou moins complet. Aussi a-t-on distingué trois degrés dans cette affection, savoir : 1° la simple dépression du bas-fond; 2° le renversement incomplet; 3° le renversement total. Il sera facile de reconnaître ces divers états pathologiques, si l'accident est survenu immédiatement après l'accouchement.

En effet, dans le premier cas, le bas-fond ne présente qu'un enfoncement en forme d'entonnoir dont il est facile d'apprécier la profondeur : on pourra également constater cette dépression si elle a son siége sur tout autre point de l'utérus; le toucher abdominal, pratiqué avec soin, indiquera l'endroit où elle a lieu, son étendue et sa profondeur. Le doigt, glissé dans le vagin, reconnaîtra, à travers le col élargi et déformé par le passage récent de l'enfant, le point de l'utérus qui forme l'entonnoir. La main placée sur l'abdomen ne pourra, si la femme est chargée d'embonpoint, fournir que des indices très-incertains. La diagnostic dans ce cas ne pourra être établi que par le toucher vaginal ; il suffira, s'il est pratiqué avec soin. Cet état est accompagné le plus souvent de douleurs dans les lombes, de tiraillements dans la région épigastrique, et d'hémorrhagie.

Dans le second degré, la tumeur formée par le renversement de l'utérus fait saillie dans le vagin : sa grosseur est variable, en raison de la portion de ce viscère qui a traversé le col ; sa forme est le plus souvent cylindroïde. La main, placée sur l'abdomen, donne un moyen d'investigation : le doigt, introduit dans le vagin, contourne cette tumeur, qui est lisse, mollasse, sensible et sanguinolente ; il reconnaît qu'elle sort du col de l'utérus qui lui sert de ceinture. Le toucher anal constate également la présence de la tumeur dans le vagin et le défaut d'élévation du bas-fond de l'utérus, car il se rencontre en grande partie dans la partie inférieure de l'excavation du bassin. Cet état est accompagné de douleurs vives dans la région hypogastrique, dans les aines, dans les lombes, et d'hémorrhagie. Les souffrances qui se manifestent, s'il ne survient pas de faiblesses, donnent des envies de pousser pour se débarrasser du corps dont la présence dans le vagin est une cause de gêne.

Dans le cas de renversement complet, l'inversion de l'utérus a lieu jusqu'à l'insertion du col avec le vagin, c'est-à-dire dans toute la portion libre de cet organe ; il est alors facile de reconnaître cet accident, même sans le secours du toucher, lorsqu'il a lieu immédiatement après l'accouchement.

Ainsi, d'un côté, absence de tumeur dans la région hypogastrique, saillie d'une grosseur considérable qui traverse la vulve pour se placer entre les cuisses de la malade; de l'autre, la couleur, la forme de cette tumeur, la nature du tissu qui la recouvre, sa sortie subite après la délivrance, l'écoulement du sang qui a lieu sur toute la surface et particulièrement à l'endroit ou était greffé le placenta, tels sont les indices principaux de cette maladie.

L'exsudation du sang est parfois si abondante qu'elle forme une hémorrhagie. Des syncopes se manifestent; des douleurs presque continuelles se font sentir dans tout l'abdomen, surtout dans la région du bassin; ces douleurs sollicitent la malade, sans qu'elle puisse se retenir, à contracter les muscles abdominaux et le diaphragme. Par ces efforts, le paquet intestinal est poussé par en bas, ce qui contribue à rendre encore plus complète l'inversion de ce viscère. Le toucher vaginal et le toucher anal sont entièrement inutiles pour établir le diagnostic.

Le plus souvent cet accident est la suite de tractions inconsidérées pratiquées sur le cordon ombilical, pour déterminer la sortie du placenta; il peut aussi être dû à l'introduction de la main dans la matrice pour amener le délivre. Dans quelques cas d'adhérence, ce corps spongieux, mal saisi, se déchire; les tractions opérées sur les lambeaux font descendre la voûte de l'utérus à travers le col; les contractions involontaires complètent cette fâcheuse maladie.

Lorsque cet accident est méconnu, ou que les efforts tentés pour faire rentrer la tumeur sont demeurés infructueux, si la femme ne succombe pas dans les premières heures qui suivent, à mesure qu'elle gagne du temps le tissu de l'utérus se dégorge, son volume diminue, et au bout de quatre ou cinq mois cet organe ne conserve guère que les dimensions ordinaires et la forme d'une petite poire; il occupe presque en totalité le vagin et vient se présenter au centre de la vulve. Sa surface est lisse et unie comme celle des muqueuses; il y a absence d'ouverture à son sommet; à sa base existe un cercle à peine sensible, si la maladie est ancienne ; dans le cas où elle ne daterait que de six semaines ou deux mois, la tumeur serait encore volumineuse et le bourrelet formé par l'anneau du col serait très-prononcé ; la pointe du doigt pourrait pénétrer légèrement entre le bourrelet et la tumeur.

Le toucher anal est ici d'un grand secours. Le doigt introduit dans le rectum à la hauteur de trois pouces et demi constate l'absence de l'utérus dans la cavité pelvienne, car il peut se porter jusque sur la face postérieure du pubis sans rencontrer de corps intermédiaire; ce n'est presque qu'à l'entrée du rectum qu'il rencontre la grosseur, qu'il peut limiter dans sa dimension longitudinale.

L'écoulement qui a lieu par les parties porte un caractère particulier : il est purulo-sanguinolent, abondant, et exhale une odeur fétide très-prononcée. Sa résorption, qui s'opère dans des proportions variables, aggrave encore l'état de la femme, dont la santé offre dans son ensemble un affaiblissement notable. Dans quelques cas où la maladie est ancienne, le spéculum devra être mis en usage; ce moyen peut être utile pour l'établissement du diagnostic.

Quelquefois ce diagnostic est fort obscur. Des chirurgiens recommandables ont pris le renversement de l'utérus pour un polype. Marc-Antoine Petit, de Lyon, a commis cette erreur.

Le polype utérin porte avec lui des caractères qui lui sont propres. Si le polype prend naissance dans l'intérieur de l'utérus, en passant à travers le col, il ne fait que dilater cette ouverture : les lèvres du museau sont faciles à reconnaître, et la pointe du doigt, en les parcourant, peut pénétrer à quelques lignes de profondeur entre elles et le polype. Le

polype est mollasse et dénué de sensibilité, tandis que l'u-
térus renversé est très-sensible. Le toucher anal à lui seul
peut lever toutes les difficultés qu'on éprouverait pour cara-
tériser la maladie. Si le polype est implanté sur le col, le
toucher seul suffira pour ne laisser aucun doute sur la nature de la maladie.

Le polype utérin peut entraîner le renversement. Thomas
Denman et d'autres auteurs en citent des exemples. Il y a alors
deux tumeurs continues, pyriformes, situées l'une au-dessous de l'autre : la matrice déplacée sert de pédicule au
polype, qui vient faire saillie à travers la vulve. Le toucher,
pratiqué avec soin, distinguera le point où se réunissent les
deux tumeurs ; d'ailleurs, le polype est insensible et l'utérus
jouit d'une sensibilité exquise. Leurs surfaces diffèrent aussi :
celle de l'utérus est lisse et de couleur cerise ; celle du polype est légèrement irrégulière et de couleur brune ou
blanchâtre. Ces divers indices, joints aux données que four-
nissent le toucher abdominal et le toucher anal, et l'application du spéculum, doivent lever toutes les difficultés.

La chute et le prolapsus de la matrice offrent des caractères tellement tranchés, qu'il serait superflu d'établir un
parallèle entre ces deux affections, peu graves par leur nature, et le renversement de la matrice, qui entraîne presque toujours la mort de la femme.

Il survient parfois des accidents consécutifs au renversement de la matrice, tels que l'étranglement de l'intestin dans
le bas-fond de l'utérus renversé en forme de cul-de-lampe.
Cette partie, en se resserrant, peut saisir l'intestin, le com-
primer, et enfin amener des résultats fâcheux.

Le pronostic de cette maladie est des plus graves, si on ne
peut parvenir à rétablir l'utérus dans son état normal. A l'instant où l'accident vient d'avoir lieu, cela est facile : les parties,
après l'accouchement, sont encore si dilatées et si laxes, qu'on

arrive aisément à ce résultat ; quand la maladie date de plusieurs mois, cela devient fort difficile, et quelquefois impossible.

Nous terminerons cet article par une observation fort intéressante, recueillie dans le service de M. Lisfranc à la Pitié. Elle nous a été communiquée par M. Urbain Lacombe, élève interne des hôpitaux de Paris, que nous devons remercier ici de son obligeance.

La nommée Bégerot (Hortense), âgée de vingt ans, d'une constitution délicate, d'un tempérament lymphatique, est entrée à l'hospice de la Pitié le 31 octobre 1838. Deux ans auparavant elle était accouchée heureusement d'une petite fille bien portante ; sa grossesse avait suivi son cours ordinaire. Cette femme n'éprouva aucun accident ; les douleurs de l'enfantement ne se prolongèrent que huit heures.

La sage-femme, pour une raison qui nous est inconnue, délivra l'accouchée en introduisant la main dans la matrice : après cette manœuvre, probablement inconsidérée, il survint une hémorrhagie abondante. On eut recours à l'application de compresses imbibées d'eau froide sur les cuisses et le bas-ventre.

Depuis cette époque, la malade a conservé une grande faiblesse ; un écoulement abondant, roussâtre, fétide, parfois sanguinolent, s'est maintenu sans interruption. Il survenait de temps à autre, à des époques irrégulières, des pertes qui duraient huit ou dix jours. Depuis cinq ou six mois la menstruation a semblé vouloir se régulariser ; mais, dans les intervalles de ce flux périodique, l'écoulement jaunâtre avait toujours lieu. Le moindre effort, le moindre accès de colère, suffisait pour provoquer un léger écoulement sanguin. Il y avait six semaines qu'elle voyait en rouge quand elle est entrée à l'hospice. Elle n'a jamais éprouvé de douleurs hypogastriques.

Un médecin qui avait touché cette femme, crut reconnaître un polype, et l'envoya dans les salles de M. Lisfranc. A un premier examen, ce chirurgien distingué avait en effet soupçonné l'existence d'un polype ; un second examen, plus approfondi, eut lieu. Après avoir fait usage du toucher vaginal et du toucher anal, après avoir appliqué le spéculum, il diagnostiqua un renversement de matrice. Il se fondait sur ce qu'il avait trouvé une tumeur ronde, saillante, lisse, unie, assez large, non enveloppée par le col en forme de manchette, comme cela a lieu dans le cas d'existence d'un polype. Le tissu était continu sur tous les points : en arrière, à droite, et en haut on trouvait un repli saillant que le doigt parvenait aisément à effacer en le parcourant, et qui aurait pu induire en erreur. Le doigt introduit dans le rectum constatait l'absence de la matrice dans la cavité du bassin.

Cette femme, d'une pâleur extrême, livrée à des chagrins profonds, fut prise d'un dévoiement opiniâtre. Elle succomba le 22 décembre 1838.

Autopsie.

Il n'existe dans la cavité du bassin aucune trace de péritonite : point de fausses membranes ; les tissus sont blancs.

Le corps de la matrice a presque entièrement disparu. A sa place, on aperçoit une cavité en forme d'entonnoir, dans laquelle viennent se rendre les ligaments larges, en forme de plis nombreux légèrement tendus. Cette cavité a un pouce de profondeur ; elle est plus large dans le haut que dans la partie inférieure. Du côté du vagin on trouve une tumeur du volume d'une grosse noix, pâle, décolorée, blanchâtre. La membrane qui tapisse sa surface est lisse, unie, et se continue évidemment avec celle du vagin. Point de traces d'ulcérations. Le repli qu'on sentait en arrière et à droite est formé par la partie supérieure de la paroi postérieure du vagin, refoulée en bas par la matrice renversée, qui offre un petit volume. Le col est entièrement effacé, et rien ne laisse apercevoir son existence.

Il est très-probable que le renversement de la matrice s'est opéré en délivrant la femme. Si le toucher avait été pratiqué après la sortie du placenta, l'accident eût été reconnu. Rien n'eût été plus facile que d'y remédier : il suffisait de refouler avec précaution le bas-fond de l'utérus pour le remettre dans sa position normale. Par ce moyen, on aurait évité une maladie longue et pénible, et une terminaison aussi déplorable.

—

Il est extrêmement rare que l'utérus occupe exactement le centre du bassin. La plupart du temps il est légèrement incliné en avant ou en arrière; quelquefois aussi il penche à droite ou à gauche. On conçoit aisément que ce viscère, flottant pour ainsi dire au milieu de l'excavation du bassin, ne puisse conserver un équilibre parfait. Aussi tant que l'inclinaison de l'utérus, dans un sens ou dans l'autre, ne dépasse pas une certaine limite, la femme n'en éprouve aucune indisposition.

L'accoucheur se borne à constater le fait sans y attacher une grande importance, car la santé n'en est nullement dérangée et les fonctions s'exécutent avec la même régularité.

Les inclinaisons latérales, même assez prononcées, sont peu dangereuses, parce que le diamètre transversal du bassin est bien plus long que l'utérus, et que sur les parties latérales du bassin cet organe n'en saurait rencontrer aucun qui puisse nuire à la régularité de ses fonctions.

Lorsque l'inclinaison est très-prononcée, si le bas-fond se dirige du côté de la vessie, on dit qu'il y a antéversion; si, au contraire, il se dirige en arrière, cette disposition prend le nom de rétroversion. Quand l'utérus est couché horizontalement dans la direction du diamètre antéro-postérieur du détroit inférieur, cet état constitue une maladie qui peut devenir très-grave et entraîner la femme au tombeau, si elle ne réclame à temps les secours de l'art. L'une ou l'autre de ces deux affections peut exister à un degré plus ou moins prononcé dans les premiers temps de la grossesse, comme dans l'état complet de vacuité : elles peuvent se déclarer tout-à-coup, comme aussi ne s'établir que par degrés. Des efforts qui auront determiné une contraction violente des muscles abdominaux peuvent occasionner le renversement. Des coups, une chute, des vomissements peuvent produire le même effet. Quand la matrice est renversée dans un sens ou dans l'autre, la femme rend difficilement ses urines, et les garderobes sont pénibles ; les efforts auxquels elle est obligée de se livrer, pour débarrasser ces deux réservoirs, aggravent encore son état sans lui procurer aucun soulagement.

Nous examinerons successivement les phénomènes déterminés par l'antéversion et la rétroversion dans l'état de vacuité, et pendant la grossesse.

Antéversion.

Dans les cas d'antéversion, le bas-fond de l'utérus se porte du côté de la vessie, et le col vers la courbure du sacrum. La pression exercée par le bas-fond sur la vessie gène les fonctions de ce réservoir, soit en supprimant par intervalle le cours des urines, soit en arrêtant complètement cette évacuation ; le col utérin, en appuyant sur le rectum, empêche les évacuations alvines de s'accomplir facilement. Il en résulte non seulement un poids très-importun, mais encore un malaise général ; la femme ne peut plus se livrer à aucun exercice, et se voit forcée de garder le repos ; les organes situés dans l'excavation du bassin deviennent un centre de fluxion, qui amène une réaction en rapport avec la pression exercée par l'utérus ainsi renversé dans cette cavité. Le besoin qu'éprouve la femme d'uriner ou d'aller à la selle se renouvelle d'autant plus souvent qu'il est imparfaitement satisfait, et les efforts des muscles abdominaux et de ceux du diaphragme qui refoulent le paquet intestinal, tendent à augmenter les accidents qui existaient déjà, sans procurer aucun soulagement à la femme. Malgré l'existence de ces faits, si l'accoucheur était privé des lumières que procure le toucher, il ne pourrait établir un diagnostic certain; mais ce moyen d'exploration lui révèle le véritable état de la femme.

Le doigt porté dans le vagin, en suivant les parois antérieures de ce canal, reconnaît le bas-fond de la matrice, qui s'appuie sur la vessie, et la distance qui le sépare de l'arcade du pubis, ce qui indique le degré de renversement. On rencontre dans la courbure du sacrum le col utérin dirigé sur le rectum; si le renversement est complet, on a de la peine à l'atteindre; on ne parvient alors à parcourir que la moitié antérieure, qui est devenue inférieure par le fait du déplacement. S'il restait quelques doutes, le toucher anal les dissiperait en indiquant l'endroit précis auquel répond le col, l'absence du corps utérin, et la place qu'il devrait occuper dans l'état normal, puisque la pointe du doigt peut arriver au corps des pubis sans le rencontrer. Le toucher abdominal confirmera ce fait.

Une fois la cause matérielle de tous ces phénomènes locaux et généraux indiquée d'une manière positive au moyen du toucher, c'est à l'accoucheur à tirer parti des faits observés pour remédier convenablement à cette affection, qui, si elle était méconnue, pourrait entraîner à la longue des suites fâcheuses. Il faut faire en sorte de relever l'utérus en introduisant un doigt dans le rectum et en cherchant à ramener le col utérin vers l'anus, pendant qu'avec deux doigts de l'autre main on pousse par en haut le corps de cet organe. Il convient pour cela de faire placer la femme sur le dos; la flexion des membres inférieurs favorise le relâchement des muscles abdominaux : on arrive de la sorte assez facilement à rétablir la matrice dans une position plus favorable et on l'y maintient par l'application d'un pessaire.

RÉTROVERSION.

La rétroversion est plus fréquente que l'antéversion, bien que, par le fait de l'inclinaison du bassin, elle dût, ce semble, être plus rare. Serait-elle favorisée par la courbure du sacrum? Cela est probable, mais nous n'avons pas ici à rechercher la cause de ce fait; bornons-nous a apprécier les signes qui permettent de reconnaître cette affection.

Dans la rétroversion, le bas-fond de l'utérus va se placer dans la courbure du sacrum; le col se dirige du côté de la vessie et s'appuie dessus. Si l'utérus était petit, amaigri, flétri, son peu d'étendue, même dans le cas de renversement complet, serait encore nuisible à la malade, en supposant le bassin bien conformé; mais dans l'état ordinaire, chez la femme jeune, vigoureuse et bien portante, la rétroversion est une maladie grave, à raison des dimensions de l'utérus dont le bord supérieur vient s'appliquer sur le rectum, et arrête le libre cours des fèces, et dont le col pèse sur la vessie et interrompt la sortie des urines. Ce viscère, ainsi couché dans le sens du diamètre antéro-postérieur du bassin, détermine à peu près les mêmes phénomènes que l'antéversion, seulement ils ont plus de gravité; aussi, ne reviendrons-nous pas sur leur énumération. Par le toucher, le médecin reconnaîtra le bas-fond et sa position, ainsi que celle du col; le toucher abdominal et le toucher anal viendront confirmer les faits révélés par le doigt introduit dans le vagin. Relever l'utérus, le maintenir dans la position qu'on sera parvenu à lui donner, tel est le but qu'on doit se proposer et qu'on atteindra, si l'on agit mé-thodiquement. L'emploi du pessaire et le repos sont indis-pensables pour éviter les rechutes.

Ces deux maladies, l'antéversion et la rétroversion, peuvent avoir lieu pendant la grossesse. L'observation, d'accord avec le raisonnement, a prouvé que l'antéver-sion, de même que la rétroversion, ne saurait avoir lieu après le quatrième mois. Le volume de l'utérus, à cette époque, le force à s'échapper au-dessus du détroit supé-rieur; mais à deux ou trois mois, l'utérus peut se cou-cher en avant ou en arrière, et plus particulièrement en arrière, à cause de l'excavation que présente la face an-térieure du sacrum. A mesure que le développement de l'utérus s'opère, il semble se mouler sur les dimensions du bassin. Les accidents qui se manifestent dans cette circonstance sont plus graves, en ce que la pression qui a lieu s'exerce sur tous les points de l'excavation de la filière osseuse; les évacuations excrémentielles deviennent plus difficiles, et quelquefois impossibles; la réaction géné-rale est plus grande, et les contractions des muscles abdo-minaux se répètent souvent et plus vivement, pour favori-ser la défécation, devenue presque impossible par suite de la pression qu'exerce l'utérus sur le rectum. Si le renver-sement s'opère graduellement, la marche des accidents sera lente; mais s'il s'opérait brusquement, surtout à l'é-poque de trois mois, l'utérus serait comme enclavé dans le bassin. Tous les émonctoires se trouveraient tellement comprimés, que les évacuations liquides ou solides seraient presque complétement arrêtées. Dans ce cas, il n'y a pas possibilité d'attendre : les accidents s'aggraveraient d'une manière effrayante. Il faut agir, relever l'utérus comme nous l'avons indiqué, le maintenir en place avec le pessaire, faire garder le repos à la malade, et saigner s'il y a nécessité, ce qui sera indiqué par l'état du pouls et les douleurs hypogastriques; les bains, en favorisant la détente, devraient être ordonnés si le malaise se soutenait.

Si la grossesse était trop avancée pour qu'il fût impossible de redresser la matrice, à cause du volume de cet organe, qui le tient étroitement enclavé et comme étranglé dans le bassin, dans ce cas, après avoir sondé et favorisé les garderobes par l'introduction d'une canule en gomme élastique à larges dimensions, on pourrait prescrire des lavements avec succès; enfin, dans le cas où malgré l'emploi de ces moyens, ainsi que de la saignée et des bains, on ne pourrait ramener l'utérus à une position plus favorable, Guillaume Hunter recommande de faire couler les eaux de l'amnios, qui sont abondantes à cette époque de la grossesse comparativement au développement de l'embryon, au moyen d'une ponction faite du côté du vagin; dans un cas aussi extrême, ce serait en effet le seul parti à prendre.

Dans les cas ordinaires, la rétroversion ne résiste pas aux moyens déjà indiqués; le doigt, introduit dans le vagin, permet de reconnaître la maladie et d'apprécier la résistance qu'on pourra éprouver pour la réduction.

Les dispositions anatomiques de l'utérus sembleraient devoir le préserver de l'antéflexion et de le rétroflexion, affections dans lesquelles il est ployé sur lui-même, de sorte que le col et le bas-fond se dirigent en avant dans le premier cas, en arrière dans le second. On ne saurait mettre en doute l'existence de ces deux maladies constatées par l'expérience. Cette viciation organique, naturelle ou accidentelle, sera reconnue aussi facilement que l'antéversion et la rétroversion. La conduite à tenir sera la même, sauf quelques légères modifications que le doigt explorateur fera connaître.

M. Ameline a fait une très-bonne thèse sur ce sujet (1828).

M. Mentaut a fait sur le même sujet d'utiles recherches (*Journal Hebdomadaire*, 1835).

DU TOUCHER DANS LES CAS D'OBLIQUITÉS DE LA MATRICE

PENDANT LA GROSSESSE.

En traitant ici des obliquités de l'utérus pendant la gestation, nous ne voulons pas entrer dans l'examen des diverses théories au moyen desquelles on a tenté d'expliquer ce fait; nous n'envisagerons ce sujet que sous le rapport du toucher.

On s'accorde à reconnaître trois sortes d'obliquités : deux latérales, une antérieure. L'obliquité latérale droite et l'antérieure sont celles qui se rencontrent le plus souvent dans la pratique, surtout la première; les faits d'obliquité latérale gauche sont beaucoup moins fréquents.

Quelques auteurs fort estimés ont écrit que dans la plupart des cas d'obliquités très-prononcées, le col utérin se trouve dirigé dans un sens opposé au bas-fond de ce viscère; cela se conçoit sans explication; mais ils ajoutent que dans un certain nombre de cas le col se trouve dirigé du même côté que le bas-fond, et recourbé comme celui d'une cornue. Que cette disposition puisse exister pendant que le col utérin conserve encore quelques lignes de longueur, on le comprend; mais dans les derniers temps de la grossesse, et lorsque le col est complétement effacé, cette opinion n'est pas admissible, et ne se conçoit même pas.

Lorsqu'une obliquité prononcée existe au moment de l'accouchement, le toucher fait reconnaître de quel côté du bassin l'orifice est dirigé. La conséquence naturelle de cette direction vicieuse, c'est la prolongation du travail : cela s'explique aisément, puisque l'ouverture du museau ne répond pas au centre du bassin, et que la tête de l'enfant étant encore au-dessus du détroit supérieur, se trouve poussée obliquement par les contractions de l'utérus, qui tendent à le diriger dans le sens de l'inclinaison de ce viscère. Il en est tout autrement quand les contractions utérines agissent dans le sens de l'axe du détroit supérieur, et quand l'orifice utérin répond au centre du bassin. Les efforts conservent alors toute leur valeur : la résistance de l'anneau utérin est plus facilement vaincue ; la tête s'engage sans obstacle, et l'accouchement est infiniment plus prompt.

Dans les cas d'obliquité très-prononcée, si l'art ne vient au secours de la malade, son existence pourrait être compromise, et l'on a vu des femmes y succomber. Baudelocque en cite un exemple d'après Bavaï. La matrice fut poussée au-devant de la tête de l'enfant, jusqu'à l'entrée de la vulve. Les accidents inflammatoires qui se déclarèrent, et la gangrène qui survint ensuite, amenèrent ce fâcheux résultat. Il est cependant rare qu'une disposition semblable de la matrice entraîne des conséquences aussi funestes pour la femme, même lorsqu'elle est privée des secours de l'art ; à plus forte raison, lorsqu'elle reçoit les soins d'un praticien habile.

L'obliquité de la matrice existe à divers degrés : elle n'est ordinairement prononcée que chez les femmes qui ont eu déjà plusieurs enfants, qui sont lymphatiques, et chez lesquelles la paroi abdominale est très-laxe. Lorsque les conditions physiques sont plus favorables, les obliquités qui peuvent exister sont peu marquées ; le travail de l'accouchement est peut-être un peu plus long, mais c'est là le seul inconvénient qui puisse en résulter. Certains auteurs ont exagéré les conséquences que pouvait produire cette disposition. Dans notre longue pratique, nous avons rencontré quelques cas d'obliquités très-prononcées. Les moyens bien simples que nous avons employés nous ont suffi pour lever les obstacles. Il est probable que même sans cela les femmes seraient accouchées ; seulement le travail se serait prolongé davantage.

La position qu'on fait prendre à la femme favorise le travail. L'obliquité est-elle en avant, la pointe du ventre se dirige-t-elle vers les genoux, on fait coucher la femme sur le dos ; dans cette position, l'utérus se porte vers la colonne vertébrale, son grand diamètre devient parallèle à celui du détroit supérieur. La position qu'on fait prendre à la femme tend à ramener l'orifice vers le centre du bassin ; les contractions de la matrice agissent alors dans le sens le plus favorable, et tout rentre dans les conditions ordinaires.

L'obliquité a-t-elle lieu à droite, on fait coucher la femme sur le côté gauche ; l'utérus, par le fait de son propre poids, est ramené vers la ligne médiane. Si la malade peut demeurer dans cette position, nul doute que par l'effet du travail l'ouverture du col revienne, à peu de chose près, vers le centre du bassin ; dans quelques cas cependant, lorsque la femme ne peut demeurer long-temps dans cette position favorable mais pénible, l'utérus tend à reprendre sa première place ; le creux qui s'est formé pendant la grossesse l'y ramène constamment. En pareil cas, lorsque la matrice est revenue vers la ligne médiane, on la fait maintenir dans cette position par des mains étrangères autant que possible. Si les douleurs sont de bonne nature, ce moyen seul peut suffire. Si l'obliquité existait à gauche, on suivrait la même marche, mais en sens opposé ; on ferait coucher la femme sur le côté droit.

Dans tous les cas, lorsque le toucher a permis de reconnaître la direction du museau de tanche et la partie du bassin à laquelle il correspond, il suffit, pour remédier à l'obliquité, d'employer un moyen bien simple et qui lève toutes les difficultés. Au moment où le travail de l'accouchement est bien établi, il faut toucher; passer, pendant une douleur, la pointe du doigt dans l'anneau du col, former légèrement le crochet, et tirer vers les pubis avec réserve, mais cependant avec une certaine force. Après avoir renouvelé cette manœuvre avec modération huit ou dix fois, on a favorisé la dilatation du col tout en le ramenant vers le centre du bassin. Ce moyen, qui d'ailleurs est conseillé par tous les bons praticiens, nous a constamment réussi. Seulement, dans ces cas, le médecin est forcé de lutter contre la répugnance de la femme qui ne veut plus se laisser toucher, parce qu'on lui fait éprouver des douleurs plus vives; mais en lui expliquant les motifs qui nécessitent l'emploi plus fréquent du toucher, on obtient facilement son consentement, et, si les douleurs sont expultrices, en peu de temps cette déviation, qui paraissait devoir prolonger le travail et épuiser les forces de la femme, a cessé d'exister. C'est par le toucher seulement qu'on peut reconnaître l'obstacle et parvenir à en triompher.

RELACHEMENT DU VAGIN, PROLAPSUS
ET CHUTE DE MATRICE.

—

Le relâchement du vagin est toujours en rapport avec le prolapsus, ou la chute de matrice. En effet, si l'utérus conserve sa position normale, le vagin, par suite de sa conformation anatomique, ne peut quitter la sienne.

Si les ligaments larges, par une cause quelconque, viennent à se relâcher, l'utérus, qui n'est maintenu que par eux, descend et se dirige vers la vulve. En même temps le vagin se relâche dans la même proportion, et quelquefois la paroi postérieure de ce canal peut venir former un bourrelet vers la fourchette. En général, toutes choses égales d'ailleurs, cet état est beaucoup moins prononcé à la partie antérieure du vagin, sauf le cas où la vessie manque de ressort et où le bas-fond de ce viscère, appuyant sur la paroi de ce canal, l'entraîne vers la partie antérieure de la vulve. Le toucher a bientôt reconnu ces divers états : il suffit de refouler avec précaution les parties déplacées, qui rentrent avec facilité; mais, aussitôt qu'on a cessé d'agir, elles reprennent leur position anormale. Le relâchement du vagin est donc secondaire : aussi, le moyen qu'on emploie pour maintenir l'utérus en place, est celui qui réussit également à maintenir le vagin.

On a observé que parfois, et sans autre cause appréciable qu'une certaine laxité dans son tissu, la muqueuse de la paroi postérieure du vagin se présentait à l'entrée de la vulve. Par le toucher on reconnaît aisément cette disposition particulière, qui ne se rencontre que chez les femmes lymphatiques et d'une santé débile.

Le prolapsus et la chute de matrice ne constituent qu'une même affection, mais portée à des degrés différents. Il y a seulement prolapsus tant que le col de l'utérus s'arrête à l'entrée du vagin; le prolapsus peut d'ailleurs être plus ou moins prononcé.

Il y a chute de matrice quand le col de cet organe vient faire saillie à travers la vulve. Cette affection est aussi susceptible de différents degrés; on a vu quelquefois l'utérus sortir en entier de la vulve, comme aussi le col seul passer à travers les grandes lèvres.

Le prolapsus et la chute de matrice sont toujours la conséquence du relâchement des ligaments larges. Les femmes qui, après leurs couches, reprennent trop promptement leurs occupations de ménage, y sont très-exposées, parce que les ligaments suspenseurs qui ont été distendus, et même effacés pendant la grossesse, n'ont pas eu le temps de reprendre leur état primitif. L'utérus, qui demeure volumineux pendant le premier mois qui suit l'accouchement, tend, par son propre poids, à pénétrer plus avant dans l'excavation du bassin. Quand la femme veut se lever trop tôt, elle favorise encore cette disposition : les ligaments, qui commençaient à revenir sur eux-mêmes, n'ont cependant pas encore recouvré assez d'énergie pour maintenir suffisamment la matrice; une infirmité déplorable est la conséquence de cette imprudente conduite. La femme, après son accouchement, doit garder le repos pendant six semaines. Si elle s'obstine à braver les conseils du médecin, elle s'expose à devenir victime de son impatience et de sa témérité.

Les femmes de peine sont particulièrement sujettes à cette

maladie; les efforts auxquels elles se livrent pour soulever ou porter de pesants fardeaux, les contractions répétées des muscles abdominaux, poussent le paquet intestinal sur le bas-fond de l'utérus. Celui-ci cède peu, il est vrai, au commencement; mais la continuité de ces travaux pénibles finit par déterminer le relâchement des ligaments qui, à la longue, perdent leur ressort. L'utérus, n'étant plus soutenu, se trouve amené graduellement vers la vulve. Le toucher permet de reconnaître avec la plus grande facilité cet état pathologique, et d'en apprécier les différents degrés.

Nous ne citerons pas d'observations de prolapsus : il s'en présente si fréquemment dans les cours publics d'accouchements, qu'elles seraient ici sans utilité (1).

Nous rapporterons seulement un cas de chute de matrice assez intéressant, à cause des circonstances particulières qu'il présente.

En 1834, Mlle X...., demeurant rue Taranne, âgée de cinquante-cinq ans, légèrement rachitique, d'une taille ordinaire, d'une maigreur excessive, ayant observé le célibat le plus sévère, me fit appeler pour avoir mon avis sur son état maladif.

Depuis dix ans, époque de son âge critique, elle avait éprouvé dans les lombes des douleurs qui, sans être très-vives, la fatiguaient cependant; elle sentait, en outre, un poids importun dans les parties, marchait péniblement, et, après une courte promenade, était obligée de se reposer. Son état avait empiré, ses digestions se faisaient difficilement, et elle gardait le lit jusqu'à midi, une heure. C'est alors que je fus appelé auprès d'elle. Elle entra dans tous les

---

(1) Nous avons rencontré un prolongement du col utérin si prononcé qu'il dépassait la vulve. Dans cet état, la femme fit un enfant. Au moment de l'accouchement, cette partie occupait toute l'étendue du vagin ; la tête passa à travers sans obstacle, et la délivrance n'en fut point retardée.

détails de sa maladie, et finit par me dire qu'elle croyait avoir un ulcère à la matrice.

J'examinai avec attention les organes sexuels ; la moitié de l'utérus sortait à travers la vulve. L'entrée du vagin était fort étroite, et semblait s'opposer à la sortie complète de ce viscère. Le col présentait les caractères qu'on observe chez les femmes qui n'ont point fait d'enfants. Cette demoiselle soutenait avec des linges la partie qui faisait saillie à travers la vulve, mais sans prendre de précautions, et il s'était formé un petit ulcère, grand comme une lentille. Cette ulcération, dont la cause s'expliquait ainsi naturellement, ne présentait aucun caractère de gravité. J'indiquai le moyen de la cicatriser promptement ; je prescrivis, aussitôt que ce résultat serait obtenu (ce qui se réalisa en peu de jours), l'usage d'un pessaire qui devait maintenir l'utérus dans sa position naturelle, et faire disparaître complétement l'état maladif dans lequel se trouvait cette personne.

On essaya de toutes les sortes de pessaires, mais sans pouvoir en fixer aucun ; celui en bilboquet ne put être supporté. Au bout de quelques années cette demoiselle finit par succomber.

DU TOUCHER DANS LES CAS DE MAUVAISE PRÉSENTATION

DE L'ENFANT.

Si le toucher permet de reconnaître, pendant le travail de l'accouchement, les diverses positions, ordinaires ou insolites, dans lesquelles le fœtus peut se présenter, avec un peu d'habitude et d'attention il est facile de déterminer la partie de l'enfant qui se présente au col utérin. Dans quelques cas, cependant, il est une autre condition nécessaire pour pouvoir établir le diagnostic, c'est que l'accoucheur soit appelé immédiatement après la rupture des membranes : car s'il n'était demandé que quelques heures après, et lorsque les contractions utérines auraient déjà produit le gonflement de la partie correspondante au col, il y aurait plus de chances d'erreur. En effet, quelque habile que puisse être l'accoucheur, il ne juge et ne peut juger que d'après les sensations qui lui sont transmises par le toucher : or, quand la forme de la partie touchée se trouve modifiée, altérée par une cause quelconque, telle que le gonflement ou toute autre, il en résulte pour l'esprit une impression fausse; les conséquences déduites de cette impression sont également fausses.

En pareille circonstance, les doutes qui s'élèvent dans l'esprit du praticien doivent l'engager à se tenir sur la réserve. L'introduction de la main devient indispensable, et lève toutes les difficultés; la prudence alors n'est plus un défaut, c'est une qualité chez le praticien.

Citons quelques observations.

PREMIÈRE OBSERVATION.

En 1823, je fus appelé à Freneuse, près Bonnières, arrondissement de Mantes, pour assister une femme en travail d'enfant. Depuis quarante-huit heures un officier de santé était auprès d'elle, ainsi qu'une sage-femme. Les renseignements qu'ils me donnèrent à mon arrivée étaient insignifiants : je reconnus de suite qu'ils n'avaient pas osé dire la vérité; je dus la rechercher moi-même. Je touchai la femme.

Les parties internes de la génération étaient gonflées à un point tel que l'entrée du vagin en était singulièrement diminuée. La muqueuse de ce canal était sèche; le bassin paraissait bien conformé. Je portai le doigt sur le col utérin, qui était complétement dilaté; mais au milieu de l'ouverture se trouvait un corps qui représentait un morceau de chair, au centre duquel on sentait de petites esquilles d'os. Ne sachant et ne pouvant soupçonner ce qui avait eu lieu avant mon arrivée, je passai dans une pièce voisine, et je demandai à l'officier de santé l'explication de ce que je venais de rencontrer. Il me dit alors que le bras de l'enfant s'étant présenté, il avait inutilement tiré de toutes ses forces sans pouvoir terminer l'accouchement; qu'alors, dans la pensée que l'obstacle à la délivrance dépendait de la sortie du bras, il avait pris le parti de le couper le plus haut possible; mais que n'ayant pu scier l'os, il l'avait fracturé. Un blâme énergique n'eût point remédié au mal; il fallait agir sans retard, et porter remède à la situation fâcheuse où se trouvait la femme. Je la fis coucher commodément pour l'opérer. Comme la tête de l'enfant portait sur la fosse iliaque gauche, la main correspondante aux pieds fut introduite. En moins de quatre minutes l'accouchement fut terminé; l'enfant était mort. L'amputation avait été pratiquée cinq heures avant mon arrivée. Un mois après la femme fut rétablie.

Cette conduite barbare, fruit d'une ignorance profonde, fut révélée à l'autorité par la clameur publique. Quelque temps après cet officier de santé quitta la contrée.

DEUXIÈME OBSERVATION.

Au mois de janvier 1834, M. Pugin, un de mes élèves, me fit appeler rue des Mathurins-Saint-Jacques, n° 12, auprès d'une femme en travail d'enfant depuis trente-six heures. La malade était épuisée de fatigue : les douleurs, qui ne se réveillaient que de loin en loin, disparaissaient presque aussitôt. Le toucher nous apprit que l'enfant présentait le dos; les épines vertébrales, les côtes, les os ilions nous firent reconnaître la position et la partie qui se pré sentait à l'orifice utérin, qui répondait de la dixième à la douzième dorsale; la tête se trouvait à gauche, les pieds à droite; la main gauche fut introduite. Bien que les eaux fussent écoulées depuis huit ou neuf heures, la version fut promptement opérée. L'enfant était mort avant l'opération. Une anse du cordon ombilical était sortie au moment où la poche des eaux s'ouvrit; on ne la fit pas rentrer. Six heures avant mon arrivée les battements avaient cessé de se faire sentir. Cette portion du cordon était flétrie.

Le lendemain, en revenant voir la femme, j'examinai le cadavre de l'enfant; la peau de la portion du dos qui correspondait au col utérin, était de couleur rouge-brun, sur une surface ayant deux pouces de diamètre environ. Les muscles sous-jacents étaient comme infiltrés d'un sang noir, et le périoste des os placés immédiatement au-dessous, était de couleur cerise. Cet examen anatomique, en confirmant notre diagnostic, donnait la preuve que cette partie avait été arrêtée pendant plusieurs heures à l'orifice du col, et que les contractions utérines avaient été énergiques.

Ces présentations sont très-rares; la science possède peu d'observations semblables.

La femme se rétablit en très-peu de jours.

TROISIÈME OBSERVATION.

Au mois de janvier 1835, je donnai des soins, rue Blanche, n° 3, à une jeune dame en travail de son premier enfant. Quoique petite, cette dame était bien conformée. Lorsque les membranes furent déchirées, le toucher nous fit reconnaître que l'enfant se présentait par la face; le front correspondait à gauche vers le point de départ du diamètre transverse. Lorsque la dilatation fut suffisante pour livrer passage, la face plongea dans l'excavation; le mouvement de rotation qui ramena le menton sous l'arcade pubienne se fit long-temps attendre. A mesure que la partie postérieure de la tête glissait sur le plancher du bassin, le menton remontait vers le sternum; enfin l'accouchement se termina heureusement, sans le secours du forceps, dans l'espace de six heures. L'enfant, qui ne vécut que quelques minutes, était petit et ne pesait pas au-delà de cinq livres; s'il avait eu le poids ordinaire, six livres à six livres et demie, il eût probablement fallu avoir recours au forceps, et peut-être encore eût-on éprouvé de grandes difficultés. Quoique le bassin de la mère fût bien conformé, le peu de volume du globe utérin après l'écoulement des eaux, nous fit juger que le fœtus était de petite dimension; sans cela nous n'aurions pas livré le travail à la nature. La version était le parti le plus sage à prendre, et nous aurions agi sans retard pour n'éprouver aucune difficulté de la part de l'utérus.

Quoique la durée du travail n'eût pas été longue, la figure de l'enfant était tuméfiée, à ce point qu'une demi-heure avant la délivrance, si le diagnostic de la position n'eût pas été déjà porté, il eût été presque impossible de l'établir. La présentation de la face est presque toujours dangereuse pour la mère et l'enfant. La position est encore plus grave quand le front répond au pubis, sauf les cas où le bassin est très-large et la tête très-petite.

QUATRIÈME OBSERVATION.

Dans le courant de l'année 1824, M. E. Brou, médecin à Septeuil, commune située près Mantes, nous fit appeler auprès d'une de ses clientes en travail d'enfant.

Cette femme, d'une constitution délicate, âgée de vingt-quatre ans, enceinte pour la première fois, souffrait depuis quarante-huit heures : ses forces étaient épuisées; les douleurs, sans avoir cessé complétement, ne se faisaient plus sentir qu'à de longs intervalles, et se calmaient presque aussitôt.

Après avoir pratiqué le toucher, nous trouvâmes le col dilaté. La tête de l'enfant, libre au-dessus du détroit supérieur, se présentait en première position; mais, en portant le doigt sur l'angle sacro-vertébral, nous pûmes nous convaincre que le diamètre antéro-postérieur n'avait pas plus de trois pouces et demi; les autres parties du bassin étaient bien conformées.

Tout étant disposé pour l'accouchement, il y avait d'autant moins de temps à perdre, que, par moments, la femme

éprouvait des faiblesses. On ne pouvait confier l'accouchement à la nature, dont les efforts avaient été inutiles jusqu'à
notre arrivée : nous nous décidâmes à faire usage du forceps ; cette tentative ne réussit pas. Nous laissâmes reposer la femme une demi-heure, puis nous fîmes la version en
introduisant la main correspondante à la face. Quoique les
eaux fussent écoulées depuis long-temps, l'utérus n'était pas
encore très-resserré sur l'enfant : cette manœuvre put donc
être exécutée sans présenter de grandes difficultés. Nous
parvînmes à ramener l'enfant vivant, et la mère se rétablit
assez promptement. Cette femme se croyait si près de mourir, qu'elle voulut faire son testament avant de se laisser
opérer.

Nous avons observé à Mantes un fait à peu près semblable. La femme du courrier de Magny, âgée de vingt-six ans,
était en travail d'enfant depuis trois jours. Une sage-femme
et M. Berthé, médecin, étaient auprès d'elle depuis le commencement des douleurs. Les forces de cette femme étaient
épuisées, et si de loin en loin il survenait quelques légères
contractions utérines, elle ne pouvait pousser pour les uti-
liser. Dans cette triste position, elle nous fit demander ; le
toucher nous apprit que le col était dilaté, et que le diamètre antéro-postérieur du détroit supérieur n'avait que
trois pouces un quart. La tête de l'enfant n'était point engagée ; les eaux étaient écoulées depuis plus de quinze heures ; il fut arrêté qu'on tenterait la version. Cette opération
me fut confiée : l'enfant fut ramené vivant ; mais il ne vécut que quelques heures. La femme se rétablit parfaitement.

Assigner la position de l'enfant était impossible ; le cuir
chevelu qui se présentait à l'orifice utérin, était trop infiltré
pour permettre de distinguer les sutures et les fontanelles.
Les probabilités nous engagèrent à supposer que c'était la

première : la main gauche fut introduite ; le hasard nous favorisa. Si l'enfant se fût trouvé placé en seconde , aussitôt l'erreur reconnue , nous aurions changé de main ; à plusieurs reprises nous avons été obligé d'agir ainsi. C'est dans de semblables circonstances que l'introduction de la main devient indispensable.

DU TOUCHER APRÈS L'ACCOUCHEMENT.

Aussitôt que l'accouchement est terminé, il est de rigueur de toucher la femme pour s'assurer si le passage de la tête du fœtus à travers le col utérin , le vagin et les parties externes de la génération, n'a pas occasionné quelques déchirures; comme aussi, dans le cas où il surviendrait un écoulement sanguin abondant, de rechercher l'endroit d'où s'échappe le liquide. Il peut être fourni soit par une veine variqueuse des grandes lèvres qui aura été ouverte, soit par la rupture des capillaires du vagin, soit par la dilacération du col utérin, soit enfin par la portion de l'utérus sur laquelle était greffé le placenta.

Les renseignements que fournit le toucher à cet égard sont d'une grande importance, car lorsqu'on connaît la partie qui donne issue au sang, il est plus facile d'arrêter les accidents.

Il est également utile de toucher après la délivrance, afin de s'assurer que les tractions opérées sur le cordon pour amener le placenta , n'ont pas déterminé le renversement de l'utérus. Un pareil accident méconnu, pourrait entraîner la perte de la femme ; mais lorsqu'on s'en aperçoit de suite , la main introduite dans le vagin suffit pour remettre, en un instant, les choses dans leur état ordinaire.

Après la délivrance, on trouve l'ouverture du col fort

large ; elle permet facilement l'introduction de la main (1). Les lèvres du museau sont grosses, pendantes, et d'une mollesse extrême. L'utérus, que l'on sent à travers la paroi abdominale, est dur et presque toujours douloureux, si on le frictionne avec la paume de la main : il est gros comme la tête de l'enfant qui vient de naître. Vingt-quatre heures après l'accouchement, l'ouverture du col est moins large, et ne permet l'introduction que de deux ou trois doigts. Les lèvres du museau sont plus grosses, moins pendantes, et offrent un peu plus de résistance. Le globe utérin a peu diminué. Un jour plus tard, l'ouverture s'est encore rétrécie : les lèvres du museau sont revenues un peu sur elles-mêmes, le tissu est moins laxe. L'utérus tend à reprendre par de-

(1) Lorsque, par un motif quelconque, on est obligé de délivrer la femme, il faut le faire un quart d'heure après l'accouchement ; la prudence ne permet pas d'attendre davantage ; plus tard cette opération pourrait entraîner des inconvénients : le médecin habile ne dépasse jamais ce terme. En effet, à ce moment, la main pénètre avec facilité dans la cavité de l'utérus ; cet organe n'est pas encore revenu entièrement sur lui-même, et permet de saisir le placenta et de le ramener sans obstacle. Quelques heures plus tard il n'en serait pas de même : la main pénètre alors plus difficilement dans la matrice, et l'on est obligé de dilater cet organe, qui est déjà resserré.

Pour délivrer promptement la femme, l'accoucheur doit, en introduisant la main, glisser la pointe des doigts entre les membranes et l'utérus lui-même. En suivant cette indication, on parvient de suite à l'endroit où est greffé le placenta ; s'il est adhérent, on le détache aisément ; s'il est détaché, on l'entraîne plus aisément encore. Si l'on ne suit pas cette méthode, si l'on prend pour guide le cordon ombilical, et si l'on passe la main dans l'intérieur des membranes, on perd toute liberté d'agir ; les doigts glissent de toute part ; on ne sait comment saisir ce corps vasculaire : il faut de nombreux efforts pour déchirer la surface fœtale du placenta, et l'on ne l'obtient que par lambeaux. On ne manque pas de dire que ce corps était très-adhérent, surtout si l'on a employé quelque temps à cette opération, ce qui a presque toujours lieu et fatigue extrêmement la femme. Le procédé que j'indique permet au contraire de terminer en moins d'une minute et presque sans douleur. Les lenteurs et les difficultés de la méthode ordinaire m'en ont suggéré l'idée, et dans ma pratique je n'ai jamais eu qu'à me louer de la brièveté et de la simplicité de cette marche,

grés son premier état. Au bout de huit jours, le col commence à se dessiner; mais la partie que l'on peut distinguer par le toucher, est grosse et molle; l'utérus a perdu de son volume, et la partie inférieure commence à rentrer dans le bassin; cependant, le bas-fond dépasse de deux à trois pouces le détroit supérieur. Dans l'espace de huit à dix semaines, les organes sont revenus, à quelque chose près, à leur état ordinaire.

Chez les femmes jeunes, fortes, bien portantes, qui n'ont éprouvé aucun accident à la suite de leurs couches; chez celles surtout qui nourrissent leur enfant, l'utérus reprend plus promptement ses dimensions habituelles. Cependant, chez les femmes dont la fibre a moins d'énergie, si les lochies ont mal coulé, et qu'on ait étouffé le lait, le col, le museau de tanche et son ouverture demeurent un peu plus volumineux, et leur tissu conserve une certaine mollesse, qu'il est facile d'apprécier, et que nous avons reconnue, après un intervalle de deux mois et demi à trois mois, chez quelques femmes qui venaient se faire toucher à notre amphithéâtre. Cet état du col coïncidant avec la vacuité de l'utérus, il était facile d'en saisir la cause.

En médecine légale, l'homme de l'art doit agir avec la plus grande réserve, pour ne pas compromettre légèrement une femme soupçonnée de suppression de part. Le médecin doit avoir pour but d'éclairer la justice; mais la plus grande circonspection lui est imposée dans l'exercice de son ministère; car si une môle, un placenta hydatitaire volumineux peuvent laisser des traces moins marquées de leur passage à travers le col utérin que la tête d'un enfant ordinaire, le col n'a pas moins été dilaté par ce corps étranger, et ne rentre pas immédiatement dans son état naturel. Il lui faut sans doute moins de temps, puisque dans le premier cas, ce sont des corps mous qui se prêtent à la forme du col, et ne produisent pas une distension excessive; tandis que dans le second, la tête de l'enfant, en raison de la résistance que présentent les os du crâne, conserve sa forme et ses dimensions : ne pouvant quelquefois assez s'agrandir naturellement, l'ouverture du museau se déchire pour lui livrer passage.

Il serait donc imprudent, parce qu'on aurait trouvé le col utérin mou et fortement dilaté, d'en conclure nécessairement qu'il y a eu un accouchement ordinaire. Cette conséquence pourrait quelquefois être fausse.

OBSERVATION.

Une jeune fille de Senneville, âgée de dix-huit ans, était soupçonnée d'infanticide. M. T., procureur du roi près le tribunal de Mantes, nous adressa un réquisitoire à l'effet de visiter cette jeune fille, et de dire, dans notre rapport, si elle était récemment accouchée. Voici ce qui fut constaté.

Parties externes de la génération.

Les grandes lèvres étaient tuméfiées et douloureuses; la fourchette était déchirée; en passant le doigt sur la partie dilacérée, on produisait une douleur vive; le méat urinaire était saillant et boursouflé, l'entrée du vagin large et sensible : les dimensions de ce canal étaient si grandes qu'il fut très-aisé d'apprécier celles du bassin, tant au détroit supérieur qu'au détroit inférieur; ces dimensions étaient normales. La muqueuse du vagin était ramollie et couverte de mucosités rougeâtres : les rides étaient effacées; le plancher du bassin était épais sans avoir la tension qui existe chez les jeunes filles.

Le doigt, porté sur le museau de tanche, fit connaître

que le col utérin était effacé ; mais les lèvres de ce museau étaient grosses comme le petit doigt, d'une grande mollesse, et comme pendantes ; des déchirures toutes récentes se faisaient remarquer aux commissures et à la lèvre postérieure. L'ouverture du col pouvait permettre l'introduction de plusieurs doigts : il en sortait une matière glaireuse sanguinolente dont le doigt était imprégné ; la main placée sur l'abdomen reconnut que l'utérus présentait à travers la paroi le volume de la tête d'un gros enfant. Cette tumeur était mobile. On la sentait très-distinctement en appuyant la pointe des doigts sur la ligne blanche, très-distendue elle-même. Le doigt explorateur, en soulevant l'utérus, le refoulait en haut ; la main qui était sur l'abdomen le repoussait par en bas. Ce mouvement alternatif d'abaissement et d'élévation ne laissait aucun doute sur le développement de l'utérus, qui dépassait de plus de trois pouces le détroit supérieur, et donnait l'assurance qu'il n'existait aucun corps intermédiaire entre le col et le bas-fond.

La peau qui recouvrait la paroi abdominale était laxe, brunâtre et mobile sur les parties sous-jacentes. On y remarquait des vergetures et des rides en forme de plis, plus prononcées vers les aines et la région hypogastrique que vers la région ombilicale. Il sortait des parties une humeur glairo-sanguinolente, dont le linge était fortement imprégné du côté du siége, humeur semblable à celle qui constitue les lochies. Cette fille répandait une odeur forte particulière aux femmes en couches. Les seins étaient gros sans être tendus : en pressant le mamelon, on en faisait facilement sortir une matière jaunâtre, épaisse, et pour ainsi dire butireuse. Cette fille, bien constituée, forte et vigoureuse, avait la figure abattue et l'œil cerné ; le pouls était ample, onduleux et sans fièvre. La langue était saburrale ; la respiration avait une odeur fétide.

En raison des faits observés sur la peau du ventre, sur les parties externes de la génération, sur le col utérin et l'utérus lui-même, et de l'humeur qui sortait des parties; nous déclarâmes que cette fille présentait toutes les traces d'un accouchement récent, et qui ne pouvait remonter au-delà de quarante-huit ou cinquante heures. En effet, les seins n'étaient pas distendus, la glande mammaire n'était pas développée. S'il se fût écoulé quelques heures de plus, la fièvre de lait aurait eu lieu; dès lors nous aurions trouvé les mamelles dures, résistantes; la matière qui serait sortie du mamelon eût été du lait.

Enfin, chez cette fille, le bassin et les parties molles étaient bien conformés; elle avait pu accoucher naturellement.

Nous déclarâmes que si elle fût accouchée d'une môle ou d'un placenta hydatitaire, nous n'aurions pas trouvé de traces de déchirures; la distension du col utérin et du vagin n'eût pas été si prononcée; enfin, les faits recueillis n'auraient pas eu la même gravité que ceux constatés par nous. Mais l'ensemble de ces faits ne permettait pas de supposer que l'enfant fût venu au monde avant neuf mois, et qu'il fût d'un volume plus faible que celui des enfants qui naissent à la même époque. Nous fûmes donc amené à conclure que l'accouchement avait eu lieu à terme; que l'enfant devait être fort, et que le travail avait dû être long et pénible.

Le cadavre de l'enfant fut trouvé vingt-quatre heures plus tard; il pesait sept livres et demie. La femme avoua qu'elle était accouchée depuis deux jours; qu'elle avait souffert pendant douze heures, et qu'elle était accouchée toute seule.

Dans cet état, cette malheureuse fit une lieue et demie à pied, accompagnée par deux gendarmes. Néanmoins elle n'éprouva aucun accident. Six mois après, elle fut condamnée, par la cour d'assises de Versailles, à deux ans de prison.

Nous avons eu occasion de constater plusieurs faits semblables. Nous nous abstiendrons de les rapporter ici pour éviter d'inutiles répétitions. Un seul offrit une circonstance bien remarquable.

La domestique du jardinier du château d'Argeville, près Mantes, étant accouchée clandestinement, alla, après sa délivrance, se cacher dans le château. C'était au mois de janvier et par un froid très-rigoureux. Elle demeura trois jours et trois nuits dans une chambre sans feu, sans se coucher, sans boire et sans manger; le quatrième jour elle fut arrêtée, conduite en prison sur une charrette, et fit trois lieues ainsi exposée aux rigueurs du temps; elle n'éprouva pas le moindre accident. L'autopsie de l'enfant démontra qu'il était venu mort. Cette femme fut acquittée deux mois après son incarcération.

DU TOUCHER COMME MOYEN DE RECONNAITRE

LES VICES DE CONFORMATION DU BASSIN.

—

Nous l'avons déjà dit au commencement de cet ouvrage, le toucher est le seul moyen de déterminer les dimensions du bassin, auquel on puisse avoir recours pendant la grossesse et pendant l'accouchement.

L'accoucheur habile doit en mesurer les diamètres avec une rigueur presque mathématique. Au moment où la pointe du doigt porte sur l'angle sacro-vertébral, on appuie sa racine sur l'arcade pubienne : cette pression laisse sur le doigt une trace blanchâtre qui permet de prendre une mesure exacte ; il convient, pour ne pas commettre d'erreur, de défalquer l'obliquité qui est en rapport avec la hauteur du promontoire ; cette obliquité peut être de deux, trois et quatre lignes, selon que l'arcade est plus basse et l'angle sacro-vertébral plus élevé. Sans revenir sur ce que nous avons dit précédemment, nous allons rapporter quelques observations recueillies sur des femmes dont le bassin était mal conformé ; en donnant la mesure des divers diamètres, nous indiquerons la marche que nous avons suivie pour arriver, autant que possible, à la constatation de la vérité.

PREMIÈRE OBSERVATION.

Nous supprimons tout ce qui a rapport aux organes génitaux.

La femme ***, âgée de quarante ans, d'une taille de trois

pieds et demi, d'un tempérament lymphatique, présente à droite une forte déviation de la colonne vertébrale ; le sternum est proéminent en avant. Cette femme a éprouvé deux grossesses qu'elle n'a pu amener à bien : chaque fois elle est accouchée à l'hospice de la Maternité, et chaque fois, pour la délivrer, on a pratiqué l'opération de la céphalotomie sur le fœtus.

Détroit supérieur.

En introduisant le doigt dans les parties, on rencontre l'angle sacro-vertébral à deux pouces et demi de profondeur ; l'empreinte laissée sur la racine du doigt par la pression contre l'arcade du pubis, permet de mesurer l'intervalle qui existe jusqu'à l'extrémité du doigt : cet intervalle est de deux pouces et demi. Comme le promontoire est peu élevé, en défalquant une ligne et demie pour l'obliquité, il reste vingt-huit lignes et demie.

Le diamètre transverse ne présente aucune diminution appréciable dans sa longueur. Il est même d'observation que dans les cas de diminution du diamètre antéro-postérieur, le plus souvent ce diamètre gagne en étendue.

Excavation.

La courbure du sacrum est profonde : cet os, qui nous a paru court, a perdu de sa hauteur en se ployant sur lui-même.

La dernière fausse vertèbre est fortement dirigée en avant ; le coxis, qui suit la même direction, se trouve avoir diminué l'entrée du vagin. Le doigt, porté sur les épines sciatiques, sans pouvoir déterminer avec une précision rigoureuse l'espace qui les sépare, constate qu'elles sont beaucoup plus rapprochées que dans l'état ordinaire. Les plans inclinés correspondant aux cavités cotyloïdes ne présentent aucune difformité.

Détroit inférieur.

Le corps des pubis est un peu plus élevé que dans l'état normal; il n'est incliné ni en dehors ni en dedans; l'arcade formée par les branches de ces os est resserrée de plusieurs lignes. En appuyant la pointe du doigt sur l'extrémité du coxis, et la racine sur l'arcade pubienne, nous trouvons, pour le diamètre antéro-postérieur, une longueur de deux pouces quatre lignes; ce diamètre, en raison de la rétrocession de ce petit os, peut augmenter de cinq à six lignes.

Pour connaître la longueur du diamètre transverse, nous appuyons le pouce sur une des tubérosités de l'ischion, et l'indicateur de la même main sur celle du côté opposé; nous prenons pour point de départ les lèvres internes de ces os, et l'écartement qui existe entre ces deux doigts se trouve être de deux pouces et demi. Nous sommes ainsi arrivé à déterminer toutes les dimensions de la filière osseuse.

Or, chez cette femme, la grossesse, une fois arrivée à terme, ne pouvait se terminer heureusement : la tête d'un enfant de neuf mois n'aurait pu traverser un bassin aussi étroit. Il fallait donc, pour délivrer la malade, pratiquer l'opération césarienne, ou celle de la symphyse, ou enfin recourir à la céphalotomie. C'est ce dernier moyen qui a été employé, et c'était, sans contredit, le plus sage.

DEUXIÈME OBSERVATION.

Il y a quelques mois, nous avons touché, dans notre amphithéâtre, une femme chez laquelle le détroit supérieur du bassin était bien conformé, et le détroit inférieur très-vicié. Les tubérosités sciatiques ne présentaient que deux pouces un quart d'écartement. Les branches de l'ischion et du pubis étaient très-rapprochées ; la courbure du sacrum était peu prononcée ; le diamètre antéro-postérieur avait deux pouces et demi. Cette femme n'avait pas fait d'enfants ; mais, en admettant une grossesse à terme, le travail de l'accouchement se serait accompli régulièrement jusqu'au moment où la tête serait parvenue au détroit inférieur. Les ressources de la nature eussent été insuffisantes pour surmonter cet obstacle ; et la céphalotomie eût été le seul moyen de prévenir de fâcheux accidents.

Le vice rachitique, par une bizarrerie qu'on ne peut expliquer, se borne quelquefois à porter son action sur un seul point, tel que l'un ou l'autre des plans inclinés antérieurs, l'une des tubérosités sciatiques, l'arcade du pubis, ou le sacrum. Quelquefois une moitié du bassin est compromise, pendant que l'autre conserve à peu près son état normal ; quelquefois aussi le principe morbide porte son action sur l'ensemble de cette filière.

L'accoucheur appelé auprès d'une femme en travail d'enfant, ne saurait toucher avec trop d'attention pour s'assurer de l'état du bassin, quand la délivrance se trouve arrêtée par un vice de conformation. Si cet obstacle matériel était méconnu, l'existence de la femme et celle de l'enfant pourraient être fortement compromises.

On rencontre des femmes chez lesquelles le bassin est d'une étroitesse extrême. Nous avons touché une femme sur le point d'accoucher, chez laquelle le diamètre antéro-postérieur n'avait que dix-huit ou vingt lignes. En examinant la collection des bassins que possède le cabinet de l'École de Médecine, on voit jusqu'où le principe rachitique peut porter ses ravages.

Il est de la plus haute importance de bien apprécier les diverses difformités du bassin, ainsi que la direction des axes et des plans, chez la femme enceinte, puisque c'est d'après les indications fournies par le toucher que l'accoucheur doit régler sa conduite.

Dans les cas d'étroitesses variées du bassin, la science possède quatre moyens pour terminer l'accouchement :

1° L'accouchement prématuré ;

2° L'opération de la symphyse ;

3° L'opération césarienne ;

4° La céphalotomie.

DE L'ACCOUCHEMENT PRÉMATURÉ ARTIFICIEL.

Plus l'époque de la fausse-couche est rapprochée du terme ordinaire de la grossesse, moins la vie de la femme est exposée; les conséquences que peut entraîner l'accouchement prématuré artificiel sont un puissant motif pour n'y recourir que le plus tard possible. Les diamètres du bassin indiquent, du reste, le moment auquel il convient d'agir.

Chaque fois que le diamètre sacro-pubien du bassin n'offre qu'une étendue d'un pouce et demi à trois pouces et demi, l'accouchement prématuré est le moyen qui convient le mieux pour ne pas exposer la mère. Lorsqu'on se décide à l'employer, si l'on a été consulté à temps, il faut savoir hâter ou retarder l'accouchement artificiel, selon les dimensions du bassin. S'il n'y a que vingt lignes, c'est à trois mois au plus tard qu'il faut agir; deux pouces, à quatre mois, quatre mois et demi; deux pouces trois quarts, à cinq mois et demi, six mois; trois pouces, à six mois et demi, sept mois au plus; trois pouces et demi, à huit mois, huit mois et demi. Si on dépassait les époques que nous venons d'assigner en raison des dimensions du bassin, la femme serait exposée en pure perte. Il importe donc de connaître exactement le moment de la grossesse et l'étendue des diamètres du bassin pour obtenir le résultat qu'on se propose.

On cite quelques cas d'accouchement naturel et à terme

chez des femmes dont le bassin ne présentait qu'un diamètre de deux pouces et demi. A la rigueur, cela se peut
si l'enfant, à neuf mois, ne pèse qu'une livre et demie à
deux livres. Mais de pareils faits ne sont que des exceptions
très-rares à la règle générale. La conduite de l'accoucheur
ne doit jamais se baser sur les exceptions, s'il ne veut commettre les erreurs les plus graves.

A six mois révolus, l'enfant peut vivre à la rigueur; à sept
mois accomplis, la vie est beaucoup plus assurée; à huit
mois, elle court peu de danger; mais avant le terme de six
mois, la mort est certaine.

Mais peut-on, doit-on prendre une mesure qui doit, dans
quelques cas, déterminer la mort du fœtus?

Voici sur ce sujet l'opinion de M. Velpeau, dont nous
rapportons textuellement les paroles :

« Pour moi, dit l'habile professeur, j'avoue qu'il m'est impossible de mettre en balance la vie précaire du fœtus de
trois, quatre, cinq mois, d'un être qui diffère à peine de la
plante, qui ne tient encore par aucun lien au monde exté-
rieur, avec celle d'une femme adulte que mille rapports so-
ciaux engagent à conserver; en sorte que dans le cas de resserrement extrême, s'il était positivement démontré que
l'accouchement à terme fût impossible, je n'hésiterais pas
à conseiller l'avortement dans les premiers temps de la gestation. »

C'est en effet dans ce sens que la question est aujour-
d'hui décidée, et tous les accoucheurs habiles de l'Europe
sont d'accord pour suivre cette règle dictée par la raison et
l'humanité.

Lorsque la grossesse est arrivée à son terme, et que la nature ne peut se suffire à elle-même pour terminer l'accouchement, il faut que l'accoucheur sache prendre un parti et suppléer à cette impuissance par les ressources de l'art; autrement la mère et l'enfant succomberaient. Mais la science ne peut reculer devant un pareil obstacle et laisser périr à la fois deux individus.

A trois pouces pleins, trois pouces un quart, on peut pratiquer l'opération de la symphyse (si la tête de l'enfant ne s'engage pas). Un écartement de deux pouces n'offre pas de danger et suffira : on gagnera de trois à quatre lignes dans le diamètre sacro-pubien; la bosse pariétale du fœtus correspondante se placera naturellement dans l'écartement du pubis, et fera gagner encore deux ou trois lignes. On obtiendra ainsi un diamètre de trois pouces et demi à trois pouces trois quarts, et la tête pourra traverser. Ajoutons qu'il faut terminer l'accouchement avec le forceps; car si on allait chercher les pieds, l'enfant courrait de grands dangers. Lorsqu'on se décide à faire subir à la mère une opération grave, il faut, pour ne pas la rendre infructueuse, recevoir l'enfant vivant. Nous avons assisté, à la Maternité, à trois opérations de la symphyse pendant le cours de l'année 1810; elles furent habilement pratiquées par Dubois, qui venait de succéder à Baudelocque. Chaque fois la version fut pratiquée par madame Lachapelle, dont on ne saurait contester le mérite. Les trois enfants furent amenés morts. Le bassin des femmes opérées ne présentait que deux pouces et demi environ, malgré l'écartement du pubis porté à trois pouces passés. On fut obligé d'exercer de fortes tractions pour faire descendre la tête. Eût-on été plus heureux en faisant usage du forceps? Il n'y a pas de réflexions à faire sur des faits négatifs; mais pour nous, en pareille circonstance, nous aurions de préférence recours à ce dernier moyen.

Sur les trois femmes, deux succombèrent: la troisième se rétablit et fut placée à la Salpétrière.

Lorsque l'écartement du pubis est porté au-delà de deux pouces et demi à deux pouces trois quarts, le tiraillement du tissu cellulaire et le décollement de la toile fibreuse inter-articulaire, sont à redouter. Si cet accident a lieu, il en résulte une vive inflammation, puis des abcès, puis enfin la mort.

Ainsi, lorsqu'on tente cette opération, si le bassin ne présente que deux pouces un quart, ou même deux pouces et demi dans le diamètre antéro-postérieur du détroit supérieur, la mère court de très-grands dangers. Dans ces cas, l'écartement du pubis doit être porté à quatre pouces; la déchirure du ligament en sera la suite inévitable, et l'enfant ne sortira qu'avec beaucoup de difficulté, ce qui compromettra singulièrement son existence.

Aujourd'hui l'on a rarement recours à cette opération, à cause des accidents qu'elle entraîne.

DE L'OPÉRATION CÉSARIENNE.

La grossesse étant arrivée à son terme, si le bassin ne présente au détroit supérieur qu'un pouce ou un pouce et demi de diamètre, l'opération césarienne est la seule à laquelle on doive recourir. Toutes les autres feraient courir encore plus de danger à la femme. Lors donc que par le toucher on aura constaté le vice de conformation du bassin et le peu d'étendue de ses diamètres, il faut savoir se décider à propos, et ne pas attendre que la mère soit épuisée par les douleurs, et que l'enfant, par suite d'un travail trop prolongé, soit mort ou sur le point de mourir.

Le moment le plus favorable est celui où la dilatation du col utérin a atteint le diamètre d'une pièce de cinq francs. Si les eaux ne sont pas encore écoulées, on ouvrira les membranes quelques moments avant l'opération : c'est le moyen d'éviter l'épanchement du liquide amniotique dans la cavité abdominale; précaution qu'on doit toujours prendre, pour éviter les accidents que pourrait déterminer la présence de ce liquide en contact avec le péritoine.

L'opération césarienne est rarement heureuse, et pour la mère et pour l'enfant; la cause en est dans le retard qu'on met à se décider.

Si l'opération était résolue et pratiquée au moment où le col utérin a atteint la dilatation précédemment indiquée, l'enfant courrait bien moins de danger que dans les accouchements les plus simples, et la femme, conservant toutes ses forces, serait moins exposée à l'inflammation péritonéale.

Si l'on opérait avant que le col utérin fût dilaté, les lochies, ne trouvant pas un passage assez libre pour s'échapper, s'accumuleraient dans la cavité de ce muscle creux, et s'épancheraient dans l'abdomen; alors même qu'elles ne s'épancheraient pas, leur accumulation dans la matrice pourrait amener des accidents. L'opération césarienne est assez grave par elle-même pour qu'on doive chercher à écarter l'action de toute cause étrangère qui tendrait à compliquer la position de la femme.

Dans les hôpitaux, cette opération réussit rarement. Elle a été pratiquée quatre fois à la Maternité de Paris dans l'espace de trente-six ans, et l'on n'a pu obtenir un seul succès. Cependant, d'après les relevés de Baudelocque, sur quatre-vingt-seize femmes opérées, quarante-huit ont été sauvées. Depuis l'époque où il écrivait, on a recueilli un assez grand nombre de cas dans lesquels le résultat a été heureux. Bacca, de Nantes, a opéré deux fois la même femme dans sa ville. Chaussier parlait souvent de cette femme, qu'il avait vue chez elle, et sur laquelle il avait examiné les deux cicatrices produites par ces deux opérations.

Pendant mon séjour à la Maternité, Baudelocque n'a pratiqué qu'une seule fois l'opération césarienne, en 1809. La femme ne survécut que vingt-quatre heures; le bassin ne présentait que vingt-deux lignes dans son diamètre antéro-postérieur.

On préparait le squelette pour le conserver dans l'établissement; il fut volé avant d'être prêt.

OBSERVATION.

En 1813, je fus demandé en consultation par M. Michaud, chirurgien à Maule, qui se trouvait momentanément à Mézière, près Mantes, auprès d'une jardinière en travail d'enfant, assistée aussi de la sage-femme du lieu. Après soixante heures d'attente le travail n'avançait pas; on désira avoir mon avis.

Je me rendis sur les lieux. Après avoir pratiqué le toucher, je trouvai les grandes lèvres très-tuméfiées : l'entrée du vagin et le vagin lui-même étaient si étroits, qu'il me fallut employer un certain effort pour parvenir au col utérin. Cette femme, âgée de vingt-quatre ans, était fortement constituée et avait joui jusqu'alors d'une santé parfaite; deux ans auparavant elle était heureusement accouchée d'un bel enfant. La difficulté qu'on éprouvait pour introduire le doigt dans les parties ne tenait pas à un état maladif du vagin (il n'y avait qu'un rapprochement de la paroi postérieure à l'antérieure) : ce canal n'était qu'aplati; en le parcourant, on sentait un corps volumineux non adhérent qui offrait quelque résistance et occupait toute l'excavation. Bien qu'on ne pût s'assurer de l'état du bassin, l'accouchement précédent donnait la certitude qu'il était bien conformé; la brillante santé de la femme pendant et avant la grossesse en était aussi la preuve. L'utérus était volumineux, quoique les eaux fussent écoulées depuis plus de trente heures; tout devait donc faire présumer la présence d'un gros enfant.

Que faire dans une circonstance si critique? La femme se désespérait : ses forces étaient épuisées, et le courage l'avait abandonnée.

12

Je proposai l'opération césarienne comme la seule qui pût
laisser quelque espoir de salut pour la malade. M. Michaud,
qui avait inutilement tenté l'introduction d'une branche du
forceps, voulait pratiquer la céphalotomie; je lui fis observer qu'il n'y avait pas assez de place pour introduire l'instrument; qu'il déchirerait, ou plutôt qu'il labourerait le
vagin dans toutes ses parties, sans pouvoir saisir les os de
la tête de l'enfant; que la femme succomberait inévitable-
ment avant qu'il eût arraché seulement un morceau de pa-
riétal. Mais il persista dans son opinion, et l'on envoya
chercher un autre consultant, M. Roger, chirurgien à Mantes. Ce dernier, après avoir examiné la malade, se rangea
de suite à mon avis. L'opération césarienne fut donc résolue.

Je la pratiquai d'après le procédé de Baudelocque. La
ligne blanche fût incisée, la vessie ayant été préalablement
vidée; on donna six pouces et demi de longueur à l'ouverture. Les entrailles furent maintenues par les deux autres
médecins, qui avaient trempé leurs doigts dans de l'huile.
L'utérus étant mis à découvert et maintenu dans la ligne
médiane, une incision de cinq pouces et demi fut pratiquée
sur la partie moyenne et antérieure. Le corps de l'enfant vint
aisément; mais la tête qui, à la vérité, était volumineuse,
ne sortit qu'avec une extrême difficulté, malgré la longueur
de l'ouverture. On fit fléchir le menton en introduisant deux
doigts dans la bouche : ce mouvement une fois opéré, l'accouchement se termina promptement. L'enfant était mort.
La sortie du placenta fut aisée : aussitôt après la délivrance,
l'utérus revint sur lui-même. Il n'y eut point d'hémorrhagie : les lèvres de la plaie de l'utérus fournirent à peine
quelqu es cuillerées de sang; il n'y eut point d'épanchement de ce liquide dans la cavité abdominale. Si, dans
les six premières heures du travail ou même un peu plus
tard, on eût pris le parti qui fut adopté ensuite, l'enfant

serait venu vivant. La difficulté n'ayant pas été appréciée à temps par le toucher, il en fut victime. Dans les cas graves, c'est ce qui arrive presque toujours.

La femme succomba le neuvième jour.

Je désirais vivement connaître la nature de la tumeur qui s'était développée dans le bassin. Le maire et le curé de la commune m'aidèrent à surmonter la répugnance des parents, qui s'opposaient à l'ouverture du cadavre. Voici quel fut le résultat de l'autopsie.

L'utérus, dont les parois étaient rouges et épaisses de près d'un pouce, était resté au-dessus du détroit supérieur. L'incision ne présentait qu'un pouce et demi d'étendue. Sa cavité contenait environ deux cuillerées à bouche d'un liquide sanieux et putride. Le péritoine était à peine coloré; il n'y avait pas d'épanchement. Les organes de la poitrine étaient dans l'état normal.

Le bassin était largement conformé; l'excavation contenait une tumeur ronde de quatre pouces et demi de diamètre en tous sens; elle tenait en haut à l'ovaire gauche par un pédicule. Ce pédicule entourait cette glande dans tous les sens, sauf la partie moyenne du bord supérieur. Pour faire passer cette tumeur à travers le détroit supérieur, il fallut exercer une forte traction. Elle n'était pas adhérente aux parties avec lesquelles elle était en contact; elle pesait trois livres et demie. L'ayant ouverte avec soin, nous en trouvâmes qu'une membrane dense, serrée, assez épaisse, de nature fibreuse, composée d'un seul feuillet qui présentait beaucoup de résistance. Elle contenait une matière sébacée consistante, qu'on aurait pu comparer à celle renfermée dans le kyste d'une loupe désignée sous le nom d'athérome. A travers cette matière, et en tous sens, existait une grande quantité de cheveux de couleur châtain, dont la longueur moyenne était de dix à douze pouces et qui ne tenaient à rien. Aussi, les deux extrémités étaient pointues; ils décrivaient des courbes différentes, suivant qu'on les considérait au centre ou à la circonférence de cette tumeur. Un peu audessous du centre, du côté de la partie qui appuyait sur le plancher du bassin de la femme, se trouvait la moitié d'une mâchoire inférieure se terminant à l'angle, et bien plus développée que celle d'un enfant de six mois. Le tissu osseux était très-dur, le bord alvéolaire était arrondi; cet os ayant été ouvert, on apercevait le germe des dents au nombre de six. Nous n'avons pu découvrir ni nerfs, ni vaisseaux, ni l'ouverture par où pénètre ordinairement le nerf dentaire inférieur.

Cette tumeur était, à n'en pas douter, le produit d'un germe altéré dans son principe vital, qui était resté fixé à l'ovaire. Par l'effet de son développement et de son propre poids, elle avait pénétré dans l'excavation du bassin et entraîné l'ovaire auquel elle tenait. Une modification qui ne peut s'expliquer avait détruit l'harmonie des lois de l'organisme. Tous ces cheveux étaient poussés sans nerfs ni vaisseaux. La partie de mâchoire était dans le même cas, autant, du moins, que je pus en juger par une inspection attentive. Dans cette matière sébacée ne se trouvait aucune autre trace de corps organisé.

La membrane n'était pas dans le même cas: elle communiquait directement avec l'ovaire, et se confondait avec la coque de ce corps glandulaire; la face interne était lisse et unie comme les séreuses. Malgré mes recherches, je ne pus rien trouver qui eût le moindre rapport avec les membranes chorion et amnios (1).

(1) Baudelocque, t. II, p. 269, cite un fait à peu près analogue. Lorsqu'au moment où l'accoucheur arrive la femme est déjà morte, mais depuis très-peu de temps, si le toucher lui apprend que le bassin est très-rétréci, il pratiquera l'opération césarienne, avec le même soin que si la

femme était encore vivante. On a vu tant de cas de mort apparente qu'on ne saurait agir avec trop de réserve; on a l'espoir par cette opération de sauver l'enfant.

Je vais citer une observation qui m'est particulière et qui trouve ici sa place. Je fus appelé auprès d'une dame de Mantes, fortement constituée, et mariée depuis plusieurs années (fille de M. Daubresse, entrepreneur de bâtiments). Cette dame était enceinte et à terme de son troisième enfant : ses deux premières couches avaient été heureuses. A mon arrivée, je trouvai cette dame sur le point de rendre le dernier soupir; je n'avais que la garde-malade pour aide : en l'absence du mari, je fis venir le père. Le bassin étant bien conformé, la version fut pratiquée, et en moins de cinq à six minutes j'amenai l'enfant; il était vivant. Un quart d'heure après la délivrance, sa mère avait cessé de vivre. Cet enfant, du sexe féminin, est aujourd'hui une jeune personne de dix-huit ans. Elle doit la vie à la détermination que j'ai su prendre à l'instant même; une demi-heure plus tard, elle fut probablement venue morte.

OPÉRATION CÉSARIENNE VAGINALE.

L'opération césarienne vaginale devient nécessaire quand le toucher a fait connaître que le tissu du col utérin est dense, serré, fibreux, pour ainsi dire, et que l'ouverture est extrêmement petite. Cet état d'induration est un obstacle que les contractions utérines ne peuvent surmonter. Il y a donc nécessité, pour sauver la mère et l'enfant, de pratiquer deux ou trois incisions assez profondes pour que l'ouverture, en s'agrandissant, puisse livrer passage à la tête de l'enfant. Il est inutile de dire avec quelles précautions ces incisions doivent être faites, car il est important de ne pas atteindre le vagin à l'endroit de son insertion au col utérin, non plus que dans toute autre partie de son étendue.

Cette opération est indispensable dans le cas d'altération des tissus, car les efforts de l'utérus devenant impuissants, ce viscère pourrait se déchirer, et il en résulterait les conséquences les plus graves; pratiquée à temps, elle peut sauver la mère et l'enfant. Elle peut encore être nécessaire dans les cas de convulsions où le col, quoique dilaté, se resserre spasmodiquement sur la tête de l'enfant, et s'oppose ainsi à la délivrance, obstacle qui peut mettre en danger les jours de la mère.

DE LA CÉPHALOTOMIE.

Cette opération est la seule à laquelle on doive avoir recours, lorsque par le toucher l'accoucheur a acquis la certitude que la tête ne peut traverser les divers diamètres du bassin, et que l'enfant est mort. Mais supposons l'enfant encore vivant et à terme : lorsque les détroits n'offrent pas une étendue suffisante pour laisser passer la tête, et présentent seulement un diamètre de deux pouces et demi à deux pouces trois quarts, faut-il pratiquer la symphyse, ou l'opération césarienne, ou la céphalotomie (1)? En Angleterre, en Allemagne, les accoucheurs les plus distingués sont d'accord pour faire subir cette dernière opération à la femme, même lorsque l'enfant est encore vivant. Ils aiment mieux sacrifier celui-ci, que d'exposer la femme aux dangers d'une grande opération. Le salut de la mère avant tout ; tel est leur principe. Mauriceau, avant eux, avait adopté ces idées. Lamotte attendait la mort de l'enfant ; Baudelocque en faisait autant. Cette conduite, plus humaine en apparence,

(1) Nous ne parlons pas de la version. Ce serait même une faute de la tenter : car l'obstacle à la sortie de la tête serait toujours le même, et le corps du fœtus une fois sorti des parties de la femme, le décollement aurait nécessairement lieu, et la difficulté pour extraire la tête serait encore plus grande. Dans de semblables circonstances, l'application du forceps ne doit pas être tentée, sauf les cas où le fœtus serait un avorton, ce que le toucher ferait connaître.

était au fond plus barbare; car, lorsqu'ils supposaient l'enfant mort, la mère était elle-même sur le point de succomber, et c'était seulement lorsqu'elle était dans cet état fâcheux, qu'on lui faisait subir une opération pénible dont elle aurait pu sortir heureusement, si ses forces n'eussent pas été épuisées et qu'un commencement de maladie n'eût pas déjàexisté.

Quel que soit le parti qu'adopte l'accouche ur, il ne doit point agir sans avoir le consentement de la femme, et surtout celui du mari, qui dira, dans ce moment terrible, sauvez la mère. Telle est la réponse célèbre que fit l'empereur à Dubois, lors de l'accouchement de l'impératrice Marie-Louise.

Ce cri est celui du cœur et aussi celui de l'humanité bien entendue. C'est qu'en effet la vie de l'enfant est toujours précaire; celle de la mère est plus assurée. L'opération de la céphalotomie est peu dangereuse lorsque le bassin a deux pouces et demi ou deux pouces trois quarts; mais s'il n'avait que dix-huit à vingt lignes, la femme courrait autant et peut-être plus de dangers que dans l'opération césarienne. Cette dernière devrait alors être préférée; car dans un cas d'étroitesse aussi grande, il faudrait arracher l'enfant par lambeaux, ce qui exige beaucoup de temps et compromet singulièrement la vie de la femme. Si l'on en excepte ce cas, heureusement très-rare, il serait difficile de tracer d'une manière invariable la conduite que doit tenir l'accoucheur. Mais, quel que soit le parti qu'il adopte, qu'il ne laisse jamais perdre un temps précieux; qu'il sache toujours, au contraire, agir dans le moment opportun et se ménager ainsi le plus de chances possible.

Terminons cet article par quelques observations relatives à l'opération dont nous nous occupons.

PREMIÈRE OBSERVATION.

Madame Lesimple, épicière à Mantes, âgée de vingt-quatre ans, bien constituée, jouissant ordinairement d'une bonne santé, était en mal d'enfant depuis quatre jours. Les eaux s'étaient écoulées depuis soixante heures, et les douleurs, qui d'abord avaient été vives et soutenues, avaient complètement épuisé la malade, auprès de laquelle se trouvaient une sage-femme et un chirurgien de la ville. Appelé après un laps de temps aussi long, je trouvai les parties externes de la génération très-tuméfiées : le col utérin, largement ouvert, avait au moins deux pouces et demi de diamètre ; la tête, placée au-dessus du détroit supérieur, ne s'était pas encore engagée. Une tumeur du volume d'une petite pomme se faisait sentir au centre de l'ouverture du col : en appuyant on distinguait sur les bords seulement les os du crâne. Cette grosseur, qui dépassait le détroit supérieur d'un pouce et demi, était le résultat de l'infiltration séreuse ou sanguine du tissu cellulaire placé au-dessous du cuir chevelu. Le doigt, porté en arrière, rencontrait l'angle sacro-vertébral : la mesure prise, il se trouva que le diamètre antéro-postérieur avait trois pouces et demi. Le bassin était d'ailleurs bien conformé dans ses autres parties.

La mère ne sentait plus remuer son enfant depuis près de trente-six heures ; on tenta vainement, en appliquant le forceps, de faire descendre la tête : il fallut prendre un parti sur-le-champ ; l'état fâcheux de la femme l'exigeait. La version nous parut trop dangereuse pour la malade. L'enfant était mort, il n'y avait pas de doute à élever sur ce point : il fut décidé que l'opération de la céphalotomie serait pratiquée. En moins de vingt-cinq minutes, l'accouchement fut terminé.

Au bout de trois semaines la femme était parfaitement rétablie. Le cadavre de l'enfant pesait neuf livres, sans y comprendre le cerveau. Cette femme nous affirma que sa grossesse s'était prolongée jusqu'à la fin du dixième mois.

Six mois après, elle redevint enceinte. Sa grossesse, d'après son calcul, se prolongea encore jusqu'à la fin du dixième mois. Au moment où les douleurs se manifestèrent, on mesura de nouveau les dimensions du détroit supérieur : elles n'avaient éprouvé aucune diminution. Après trente-six heures d'attente, l'application du forceps étant demeurée sans résultat, et l'enfant ne faisant plus sentir ses mouvements, il fallut de nouveau pratiquer la céphalotomie. Le second enfant était aussi gros que le premier. Tous les deux s'étaient présentés en position favorable.

Peu de temps après son rétablissement, cette femme devint encore enceinte. Elle voulait à tout prix avoir un enfant.

Consulté à temps, je provoquai l'accouchement à huit mois. L'accouchement fut des plus heureux : en moins de six heures elle fut délivrée sans aucun secours étranger.

Elle se rétablit promptement, et depuis elle n'a plus fait d'enfant. Celui-ci pesait six livres au moment de sa naissance. La mère l'a élevé sans accident, et il doit avoir dans ce moment de quinze à seize ans.

Les deux premiers enfants de cette femme étaient très-gros, et n'ont pu traverser le détroit supérieur. Dans chacune de ces deux grossesses on a laissé agir la nature ; dans la première la mesure que dictait la prudence a été dépassée de beaucoup. Les dimensions du diamètre bipariétal de la tête dépassaient de six à sept lignes celles du diamètre antéro-postérieur du bassin ; la tête n'avait donc pu s'engager.

Puis, comme la grossesse s'était prolongée d'un mois au-delà du terme ordinaire, les os du crâne présentaient une plus grande résistance, ce qui augmentait encore la difficulté.

Si l'on se fut décidé de suite à faire la version, l'application du forceps ayant échoué, la tête aurait présenté la même difficulté au détroit supérieur, et l'opération eût été bien plus longue et plus pénible pour la femme, car il aurait fallu détronquer l'enfant pour vider le crâne, et l'on aurait éprouvé de plus grands obstacles encore. Etait-ce le cas de pratiquer l'opération de la symphyse? En faisant subir cette opération après l'ouverture des membranes et au moment où les efforts de la nature étaient insuffisants, on aurait peut-être sauvé l'enfant, car on ne pouvait en avoir la certitude; mais alors on eût compromis les jours de la mère, car on n'aurait pu donner moins de quatre pouces d'écartement aux os pubis.

Dans cette position difficile nous nous arrêtâmes au parti qui devait sauver la mère.

Prévenu à temps de l'existence d'une troisième grossesse, nous pensâmes devoir provoquer l'accouchement prématuré. Ce moyen, généralement adopté aujourd'hui en pareille occurrence, est celui que prescrit la prudence : par son emploi, nous avons sauvé l'enfant et évité à la mère de grandes souffrances et de grands dangers.

DEUXIÈME OBSERVATION.

En 1824, je fus demandé au Breuil, près Mantes, par un chirurgien et une sage-femme qui se trouvaient tous les deux auprès d'une femme en travail d'enfant depuis trois jours. On avait tenté, avant mon arrivée, l'opération de la céphalotomie, et l'on avait retiré une partie du cerveau.

Après avoir examiné la femme et touché avec attention,

je reconnus que le diamètre antéro-postérieur du détroit supérieur était resserré de sept à huit lignes; mais je remarquai aussi que la vessie était fortement distendue, et qu'elle occupait un grand espace dans l'abdomen. Je fis usage de la sonde, et il sortit plus de deux pintes d'urine; il y avait trois jours que cette femme n'avait uriné. Aussitôt après la déplétion de ce réservoir, l'accouchement se termina très-promptement.

Malheureusement, les tentatives pratiquées avant mon arrivée pour extraire l'enfant n'avaient pas été dirigées avec soin. Le col utérin avait été déchiré sur plusieurs points, et le vagin avait été, pour ainsi dire, labouré; la femme succomba le quatrième jour. Le chirurgien et la sage-femme avaient épuisé leurs forces dans cette triste opération. Ils n'avaient pas eu le soin d'introduire la main pour garantir les parties de la femme, et chaque fois que le crochet lâchait prise, la pointe se dirigeait sur le col ou le vagin. On comprend aisément dans quel état déplorable devaient être ces organes.

En 1821, je fus appelé par une sage-femme, élève de la Maternité de Paris, qui se trouvait auprès d'une femme de Mondétour, près Magny, en mal d'enfant depuis trois jours. La tête du fœtus était libre au-dessus du détroit : les dimensions du bassin, mesurées par le toucher, étaient satisfaisantes, sauf le diamètre antéro-postérieur du détroit supérieur, qui ne présentait que trois pouces un quart. Du reste cette femme était bien constituée et jouissait habituellement d'une bonne santé; elle était primipare et âgée de vingt-quatre ans. Le volume de l'utérus, après la palpation abdominale, me fit penser que l'enfant était petit; qu'en faisant la version (l'application du forceps n'ayant pas réussi), on parviendrait à terminer l'accouchement sans recourir à la céphalotomie. La difficulté était grande pour aller chercher les pieds, car les eaux s'étaient écoulées depuis trente-six heures; l'utérus était fortement revenu sur lui-même, et depuis quinze heures l'enfant ne faisait plus sentir de mouvements. La sage-femme, qui avait les mains petites, introduisit la gauche. Le fœtus se présentait en première position : la tête fut placée obliquement au détroit supérieur; deux doigts introduits dans la bouche firent exécuter le mouvement de flexion en avant. Des tractions modérées, exercées suivant les axes du bassin, permirent de faire descendre la tête dans l'excavation. Le détroit inférieur n'offrait aucun vice de conformation, et l'accouchement fut promptement terminé. L'enfant était mort; le cadavre pesait cinq livres.

Si les dimensions de l'utérus eussent indiqué que l'enfant devait être gros, je ne me serais pas exposé à tenter la version, sachant d'avance que la tête n'aurait pu franchir le détroit supérieur. J'aurais pratiqué la céphalotomie, seule opération convenable dans cette circonstance.

Lorsqu'après l'écoulement des eaux de l'amnios, l'utérus se contracte fortement sur l'enfant sans pouvoir l'expulser, au bout de quinze ou vingt heures celui-ci meurt le plus souvent. A l'ouverture du cadavre on trouve un épanchemet à la base du crâne. La pression qu'exerce l'utérus sur la périphérie du fœtus donne l'explication de ce fait. La circulation capillaire étant gênée, les fluides se portent vers le centre circulatoire, surtout vers les organes qui ne sont pas comprimés directement. Comme la masse encéphalique présente peu de consistance, les capillaires s'engorgent, puis, au bout d'un certain temps, se déchirent et donnent naissance à cet épanchement favorisé par la position de la tête dirigée en bas, et qui fait succomber l'enfant. Les viscères contenus dans les autres cavités splanchniques laissent apercevoir des traces de cette stase de sang dans les petits vaisseaux.

Lorsqu'on se détermine à faire supporter à la mère une opération grave pour sauver l'enfant, il faut savoir se décider avant que l'existence de ce dernier soit compromise; agir autrement, ce serait exposer gratuitement les jours de la femme.

TROISIÈME OBSERVATION.

Je finirai en rapportant un cas d'opération de céphalotomie qui eut lieu à la Maternité en 1808, à l'époque où j'étais interne dans cet hospice.

Une femme en travail depuis deux jours, et chez laquelle les eaux s'étaient déjà écoulées, se présenta à la Maternité pour faire ses couches. Elle fut admise et placée dans la salle des femmes en travail. Baudelocque, accoucheur en chef de l'établissement, la toucha. Le diamètre du détroit supérieur avait deux pouces et demi : il fut décidé qu'on pratiquerait la céphalotomie si la tête ne s'engageait pas. Après vingt-quatre heures, la tête n'avait pas bougé; on attendit encore douze heures sans résultat; la femme était épuisée; enfin on se décida. Baudelocque ouvrit le crâne: le cerveau coula hors des parties, et, avec le crochet pointu, on arracha quelques morceaux des pariétaux. La base du crâne présentait toujours un grand obstacle. Baudelocque étant fatigué, madame Lachapelle prit sa place; mais ses efforts furent inutiles, elle ne put obtenir aucun résultat. Je fus enfin appelé à prendre part à l'opération. Ayant porté l'instrument sur le corps du sphénoïde, je parvins à le briser; dès lors la difficulté fut vaincue. La femme succomba le troisième jour.

Baudelocque n'avait point voulu agir sur l'enfant tant

qu'il l'avait cru vivant ; il attendit qu'il fût mort. Mais l'excessive longueur du travail avait réduit la femme à un état d'extrême débilité ; elle ne put supporter les suites d'une opération longue et difficile, et les deux individus périrent.

Nous ne voulons ici nous permettre aucune réflexion sur la conduite que tint, dans cette circonstance, ce praticien justement célèbre, qui a dominé son époque dans sa spécialité. Nous pensons toutefois qu'il était dans les règles de l'art de chercher à sauver un des deux individus, si l'on ne pouvait les sauver tous deux.

Si l'on voulait sauver la femme, il fallait agir avant qu'elle fût épuisée, à l'instant où le col utérin fut dilaté.

Si, au contraire, on voulait sauver l'enfant en faisant courir des chances à la mère, il fallait sur-le-champ pratiquer l'opération césarienne ou celle de la symphyse.

DES LÉSIONS ORGANIQUES DE L'UTÉRUS

SUSCEPTIBLES D'ÊTRE RECONNUES PAR LE TOUCHER.

L'utérus, par la nature de ses fonctions, est exposé à de nombreuses maladies. C'est là un sujet immense : mais notre plan nous force à nous restreindre. Nous n'avons à nous occuper ici que des engorgements de ce viscère, de ceux du col, et des ulcérations qu'on observe si souvent sur cette dernière partie. Notre cadre ne nous permet pas non plus de remonter aux causes, d'établir un prognostic et d'indiquer un traitement : nous devons nous borner à constater les faits matériels. Le doigt seul interroge les organes et fait connaître les conditions dans lesquelles ils se trouvent. Le toucher doit révéler tous les faits susceptibles d'être appréciés, et fournir les éléments nécessaires pour établir un diagnostic.

Dans toutes les affections qui ont leur siége sur l'utérus ou sur le col de ce viscère, plus le sens du toucher sera exercé, mieux il reconnaîtra les désordres qui peuvent exister. La constatation exacte des modifications produites par la cause morbide permettra au médecin de mieux caractériser la maladie.

Le spéculum, dans la plupart des cas, est d'une grande utilité. Il est en effet très-important de pouvoir soumettre au contrôle de la vue les sensations transmises par le toucher.

PREMIÈRE OBSERVATION.

La nommée Cécile, âgée de trente-trois ans, est d'un tempérament bilioso-lymphatique ; elle a la figure fatiguée. Cette femme a fait plusieurs enfants : elle est toujours accouchée heureusement.

Le col utérin est dirigé en arrière et un peu à gauche, à deux pouces trois quarts de profondeur, et quelques lignes au-dessous du niveau de l'arcade pubienne ; il est presque complètement effacé. L'insertion du vagin se trouve, pour ainsi dire, à la base des lèvres du museau de tanche, qui est gros, sensible, et dont le diamètre est de dix-sept à dix-huit lignes.

La lèvre antérieure, plus étendue que la postérieure, est aussi plus grosse : elle présente le volume d'un tuyau de plume. Le bord libre est arrondi ; la ligne de séparation qui existe entre elles est profonde ; la muqueuse qui les recouvre est épaisse et mollasse ; le tissu sous-jacent est dur et résistant. On rencontre sur les lèvres de petites éminences semblables à de légers tubercules : ces inégalités sont les traces des déchirures occasionnées par le fait des accouchements précédents. Le développement de ces petites éminences est plus considérable qu'il ne l'est hors les cas d'engorgement. L'ouverture du col, qui est large et aplatie d'avant en arrière, présente de huit à neuf lignes d'étendue; on rencontre sur son pourtour les mêmes inégalités que sur les lèvres. Lorsqu'on soulève l'utérus, la femme éprouve une douleur vive; ce viscère est pesant et moins mobile que dans l'état normal. A travers la paroi vaginale, en arrière comme en avant, on sent que le volume de cet organe est plus considérable que dans l'état de vacuité. En appuyant la main sur la paroi abdominale, on parvient à découvrir le bas-fond qui dépasse quelque peu le niveau du détroit supérieur. La pression qu'on exerce, quoique légère, est douloureuse.

La femme est mal réglée et souffre continuellement dans les reins; son appétit est irrégulier; le sommeil est léger et interrompu; elle déclare n'avoir point cohabité avec son mari depuis dix-huit mois.

Ayant appliqué le spéculum, nous n'avons pu découvrir aucun point ulcéré; le museau de tanche, dont le développement était plus considérable que dans les cas ordinaires, avait une couleur plus foncée qu'on ne l'observe habituellement.

Tous ces faits révèlent un engorgement très-marqué de l'utérus et du col : l'inflammation chronique de cet organe a déjà produit de graves désordres dans son tissu. Un traitement bien dirigé et suivi long-temps pourrait peut-être amener un résultat favorable; mais si cette maladie est négligée, la malheureuse femme doit succomber à un ulcère de la matrice.

DEUXIÈME OBSERVATION.

La femme Mouton, âgée de vingt-huit ans, d'une constitution délicate, accouchée trois fois heureusement, est enceinte de six mois.

Le col utérin est dirigé en arrière et à gauche, à trois pouces de profondeur, au niveau de l'arcade du pubis. Il a huit lignes de longueur en arrière et six en avant : son diamètre à la base est d'environ quatorze à quinze lignes. Le tissu de cet organe est dur et résistant, surtout en arrière. Le museau de tanche est sensible au toucher; la lèvre antérieure, plus étendue que la postérieure, a la forme d'un bourrelet arrondi, gros comme le tuyau d'une plume à écrire; elle présente sur trois points de son étendue de petites grosseurs semblables à des graines de chénevis. La lèvre postérieure a une forme triangulaire, et l'angle saillant qui existe au centre dépasse la lèvre antérieure; toutes deux offrent de la résistance. La ligne qui les sépare est profonde; l'ouverture du museau, aplatie d'avant en arrière, a une étendue latérale de huit lignes : le pourtour est irrégulier. Nous ne parlons pas de l'évasement de l'utérus, que l'on reconnaît à travers la paroi vaginale, non plus que du ballottement, de l'élévation du bas-fond de l'utérus, et des mouvements de l'enfant. Nous ne rapportons point cette observation dans le but de constater les phénomènes qui confirment l'existence de la grossesse; nous voulons seulement signaler un fait duquel il résulte que le col utérin n'est pas dans les conditions normales. Ce col est gros, dur, résistant et sensible au toucher. Dans les cas ordinaires, à l'époque de six mois révolus, le col a éprouvé des modifications qui sont la conséquence de la grossesse; mais chez cette femme il n'existe rien qui puisse être apprécié sous ce rapport. Seulement on rencontre une résistance qui est le résultat d'une lésion organique occasionnée et entretenue par une inflammation qui est passée à l'état de chronicité. Il y a lieu de croire que cette résistance prolongera le terme ordinaire de la grossesse, et que le travail de l'accouchement sera long et pénible. Peut-être, pour éviter des acci-

dents, sera-t-on obligé de débrider en faisant de légères incisions sur le col, surtout si les eaux s'écoulent de bonne
heure. L'examen pratiqué à l'aide du spéculum a fait voir
que le pourtour de l'orifice du col était rouge et légèrement
ulcéré sur plusieurs points.

TROISIÈME OBSERVATION.

**Tumeur pédiculée existant sur la face antérieure de l'utérus, un pouce
environ au dessus de l'insertion du vagin.**

La nommée Louise ***, âgée de trente-cinq ans, d'une
constitution délicate, d'un tempérament bilioso-nerveux,
n'a point fait d'enfant. Le bassin est de petite dimension :
le diamètre antéro-postérieur du détroit supérieur a trois
pouces et demi ; le diamètre transverse du détroit inférieur a
la même étendue ; il n'existe aucune trace de vice rachitique.

La portion vaginale du col utérin ne présente rien de particulier. Au-dessus de l'insertion du vagin et en avant on
sent une tumeur à travers les parois. La femme étant couchée, et les muscles abdominaux se trouvant par suite dans
un état de relâchement, la main gauche en parcourant la
région hypogastrique, qui est dépourvue d'embonpoint, reconnaît la partie supérieure de cette tumeur, qui est dure et
résistante sur tous les points accessibles au toucher ; la distance qui sépare les deux mains permet d'apprécier son
volume, qu'on peut comparer à celui d'un œuf de poule.
Cette tumeur est mobile : elle monte et descend de quelques
lignes, selon qu'on exerce sur elle une certaine pression
dans un sens ou dans l'autre, ce qui nous a conduit à supposer qu'elle est pédiculée. Le corps de l'utérus, dont le bas-
fond ne dépasse pas la hauteur ordinaire, paraît être dans

l'état normal. Cependant, après avoir pratiqué le toucher anal, il nous a semblé que la face postérieure de ce viscère était plus arrondie et plus volumineuse que dans l'état normal, et se prolongeait vers la courbure du sacrum.

Cette tumeur, douloureuse par la pression qu'on exerçait sur elle en cherchant à déterminer ses dimensions, est sans aucun doute de nature carcinomateuse. Le corps utérin, à sa face postérieure, a paru être augmenté de volume; peut-être en est-il de même à la partie antérieure; nous n'avons pu, à cause de la tumeur, nous en assurer. Dans un espace de temps que nous ne saurions préciser cette grosseur s'ulcé-rera : la série des accidents qui en seront la conséquence conduira la malade au tombeau.

L'état de maigreur et le faciès de cette femme indiquent que cette affection a déjà agi sur l'ensemble de l'économie, ou plutôt que la tumeur n'est qu'un symptôme de l'affection générale.

QUATRIÈME OBSERVATION.

Tuméfaction du corps de l'utérus avec de légers tubercules sur la portion du col placée au dessus de l'insertion du vagin.

Félicité *** est âgée de trente-six ans, d'un tempérament bilioso-nerveux, et d'une constitution délicate. Il existe chez cette femme un amaigrissement marqué ; la menstruation est irrégulière. Les fonctions digestives sont variables, le sommeil est agité ; il règne une inquiétude vague dans l'esprit. Cet état de malaise continuel remonte à trois ans. Cette femme a eu plusieurs enfants, elle est toujours accouchée heureusement : sa dernière grossesse date de quatre ans.

Les parties externes de la génération ne présentent rien de particulier. Le doigt, en pénétrant dans le vagin, ren-

contre à gauche une grosseur indolente, aplatie, occupant
la moitié de cette partie du bassin; la portion correspondante du vagin n'a éprouvé aucune altération. Pour arriver
au col utérin, il faut nécessairement diriger le doigt à droite.
À deux pouces et demi de profondeur on rencontre cet organe qui porte l'empreinte des grossesses antérieures. Du
reste on n'y reconnaît aucune trace de maladie; en le contournant, on sent à travers le vagin, au-dessus de son insertion, des inégalités nombreuses, résistantes, dont chacune représente le volume d'un pois; la plus légère pression
sur ces éminences fait éprouver de la douleur. L'utérus est
pesant, immobile; le bas-fond dépasse le détroit supérieur
de plus d'un pouce; bien que les parties aient été explorées
avec la plus grande précaution, la malade a cependant
éprouvé de vives douleurs.

L'utérus, hors la partie vaginale, est dans un état d'engorgement considérable; il y a altération dans les tissus. Les
tubercules qu'on sent à travers la paroi vaginale et qui sont
douloureux, ne tarderont pas à s'ulcérer. La tumeur placée
à gauche, dans l'excavation du bassin, paraît avoir été produite par l'engorgement du tissu cellulaire et de quelques
glandes lymphatiques environnantes.

Le pronostic de cette affection est des plus graves.

CINQUIÈME OBSERVATION.

Recueillie en 1837 dans un des grands hôpitaux de Paris.

La femme qui fait l'objet de cette observation est âgée de
trente-six ans, d'un tempérament bilioso-lymphatique; elle
a eu plusieurs enfants; la menstruation est douloureuse et
irrégulière depuis plusieurs années.

Voici les faits fournis par le toucher. Le col utérin est
dans les conditions de longueur et de grosseur que l'on

rencontre ordinairement chez les femmes qui ont fait des enfants ; mais le tissu paraît plus résistant. Le museau de tanche, déformé sur tous les points, a la forme d'un champignon dont les bords dépassent de quelques lignes le col utérin, sur lequel il repose ; la surface de ce champignon est mollasse, irrégulière ; on ne fait éprouver aucune douleur en la parcourant avec la pointe du doigt. La main, placée sur l'abdomen, reconnaît que le bas-fond de l'utérus dépasse de près de trois pouces le détroit supérieur (1). Par suite de son développement lent et progressif, ce viscère, ne pouvant plus être contenu dans l'excavation du bassin, a débordé la marge de la cavité osseuse. Le doigt explorateur ne peut ni le soulever, ni lui faire exécuter les mouvements de latéralité ; cet organe paraît serré dans la partie correspondante au détroit supérieur ; celle qui se trouve au-dessus, n'éprouvant aucune gêne ; s'est développée de manière à présenter des dimensions plus grandes que celles du bassin.

Il fut arrêté qu'on enlèverait le champignon. Mais, au moment de faire descendre l'utérus et d'amener le col à la vulve ; tous les efforts auxquels on se livra pour arriver à ce résultat demeurèrent inutiles. Cet obstacle, qu'il était facile de prévoir, n'ayant pu être surmonté, l'opération ne fut point pratiquée.

SIXIÈME OBSERVATION.

Recueillie sur une femme qui a succombé par suite d'un ulcère carcinomateux de la matrice.

En 1825, une femme des environs de Mantes, qui avait

______

(1) Si la femme avait eu de l'embonpoint, et que la palpation ne nous eût pas permis d'apprécier la hauteur du bas-fond de ce viscère, nous aurions fait usage du plessimètre, qui, par la matité du son, nous aurait indiqué cette hauteur. Ce moyen d'exploration, qui appartient à M. le docteur Piorry, est d'une très-grande ressource dans un grand nombre de cas. La science est redevable à ce praticien distingué de ce nouveau moyen d'investigation.

eu plusieurs enfants, d'une santé variable, d'une constitution lymphatique, d'un teint habituellement pâle et presque jaune, commença, à l'âge de trente-huit ans, à éprouver dans l'utérus des douleurs qui se dirigeaient vers les reins, et qui étaient accompagnées d'un sentiment de pesanteur dans les parties. Le toucher nous apprit que le col était dur, gros et court; le museau de tanche était ulcéré dans toute son étendue, et les lèvres presque détruites; l'application du spéculum vint confirmer ce que le toucher avait reconnu. L'utérus, pesant et peu mobile, dépassait d'un pouce le détroit supérieur.

L'ulcération ne put être arrêtée, pas même enrayée par le traitement qu'on administra; nous avions été consulté beaucoup trop tard. A mesure que les tissus étaient rongés par l'ulcération, des hémorrhagies survenaient. Enfin, après quatre mois, le col était entièrement détruit, ainsi qu'une partie de l'utérus lui-même. Il s'était formé une caverne qui aurait contenu un œuf de poule. Cette malheureuse femme succomba dans le marasme et l'épuisement le plus grand; pendant sa maladie elle n'avait éprouvé que des douleurs très-légères.

La plupart des maladies de l'utérus, lorsqu'elles ne peuvent être enrayées par un traitement local et en même temps général, suivent, dans quelques cas, une marche si rapide, qu'en peu de temps la femme succombe. D'autres fois, au contraire, ces maladies prennent un caractère chronique, et la vie se soutient encore long-temps; on doit se borner à constater ces faits sans chercher à les expliquer.

Les maladies de l'utérus sont assez fréquentes à Paris dans toutes les classes de la société. C'est seulement depuis vingt ou vingt-cinq ans environ que la médecine s'en occupe d'une manière spéciale. Avant cette époque il était rarement question de ces sortes d'affections; il n'en est pas de même aujourd'hui. Une espèce de terreur règne chez les femmes, et la moindre douleur ayant son siége dans l'appareil génital suffit pour leur inspirer les plus vives inquiétudes. Toutefois de cette exagération même est résulté un avantage incontestable. Parmi les femmes qui consultent le médecin pour maladies de l'utérus, les unes n'ont de malade que le moral et agissent sous l'empire de la peur seulement : un mot suffit pour les guérir sur-le-champ. D'autres éprouvent en effet un commencement d'affection : des soins bien dirigés détruisent promptement le principe morbide, du moins dans le plus grand nombre des cas. Autrefois un sentiment de pudeur exagéré empêchait la femme de se plaindre, lorsqu'elle éprouvait des douleurs dans la matrice, et quand elle se décidait enfin à consulter le médecin, il était trop tard, et il n'y avait plus de remède à opposer au mal.

Dans quelques cas d'engorgement de l'utérus, le tissu de cet organe devient dur, résistant, comme cartilagineux : quelquefois même ce viscère augmente de volume au point de simuler une grossesse de quelques mois. Si les autres phénomènes ne suffisaient pas pour caractériser la maladie, le toucher fera reconnaître cet état pathologique : les changements survenus au col sont de nature à lever les doutes. Le col est plus développé et offre une plus grande résistance que dans l'état ordinaire ; l'ouverture est rapetissée et tend à se resserrer encore, tandis que dans la grossesse elle s'agrandit de plus en plus. La main appliquée sur l'abdomen reconnaît un corps rond, mobile, dont la consistance est loin de ressembler à celle que présente l'utérus pendant la gestation. En un mot, tous les caractères de la grossesse manquent ; ceux de la maladie ne sauraient être méconnus.

POLYPES.

Lorsque des végétations, des excroissances prennent
naissance sur le col utérin, le toucher permet d'assigner
l'endroit où elles se développent. Si le pédicule prend sa
racine plus profondément, on ne saurait, il est vrai, désigner le point d'insertion; mais on peut s'assurer que c'est
au-dedans de la cavité du col ou de l'utérus lui-même qu'il
s'est formé. Si le col seul est dilaté, et que le corps de
l'utérus ait conservé ses dimensions habituelles, l'excroissance a pris racine à l'intérieur du col. Si, au contraire,
l'utérus est développé, le pédicule a son siége dans la cavité
de cet organe. Ainsi le toucher, dans ces sortes d'affections,
éclaire le diagnostic et permet d'établir un jugement sain.

OBSERVATION.

En 1814, une femme de la commune de Vetheuil, près
Mantes, âgée de trente-huit ans, ayant eu trois enfants, me
fit demander pour une maladie qui lui causait une grande
incommodité dans les parties; c'est l'expression dont elle
se servait. Ayant introduit le doigt, je trouvai un corps
charnu, allongé, gros comme le pouce, occupant toute la
longueur du vagin; en dirigeant le doigt autour de cette excroissance, je pus m'assurer qu'elle était implantée sur le
col à la lèvre antérieure. Le col, dont l'ouverture était re-

connaissable, et l'utérus lui-même, avaient conservé leurs dimensions ordinaires. Ayant constaté le fait, je proposai de faire la ligature ou l'extirpation de cette excroissance, laissant à la malade le choix du procédé; cette malheureuse ne voulut jamais consentir à se laisser opérer. Dans l'espace de six à huit mois, le développement de ce corps charnu devint excessif: sa présence gênait tous les organes placés dans le bassin. L'inflammation gagna toutes les parties : une suppuration abondante s'établit, la résorption du pus s'opéra, et la femme finit par succomber dans le marasme le plus complet, sans avoir jamais voulu consentir à laisser extirper cette cause de mort.

Le toucher permet aussi de reconnaître les brides ou les tumeurs de diverse nature qui peuvent exister dans le vagin et nuire à l'accouchement, les abcès qui se seraient développés dans l'épaisseur des parois de ce canal ou à son entrée, les varices ou épanchements de sang qui existent dans les grandes lèvres ; en un mot il révèle la conformation naturelle ou vicieuse des organes ainsi que leurs divers états pathologiques, et met le médecin à même d'employer les moyens convenables pour amener la guérison dans les cas de maladie, ou favoriser l'accouchement dans les cas de grossesse.

RUPTURE DE MATRICE.

Lorsqu'il survient un accident aussi grave que la rupture de la matrice, le toucher est le seul moyen de s'assurer de la réalité de ce malheureux événement. Je ne connais qu'une seule exception à cette règle, je veux parler de l'observation consignée dans les essais de la Société de médecine d'Edimbourg (1). La rupture de l'utérus et de la paroi abdominale avait eu lieu en même temps, et l'enfant sortait par le ventre.

Si l'on fait abstraction de ce cas extraordinaire et probablement unique, il est certain que le toucher vaginal et la palpation abdominale peuvent seuls fournir les lumières nécessaires dans les cas de rupture de la matrice.

Les accidents de cette nature ne surviennent ordinairement qu'après une longue suite d'efforts infructueux pour expulser le produit de la conception; efforts qui sont en rapport avec l'étroitesse du bassin, l'état squirrheux du col, sa résistance spasmodique, ou des tumeurs de diverse nature qui peuvent avoir leur siége sur différents points de l'excavation du bassin. Ce n'est qu'après l'écoulement des eaux de l'amnios que les contractions peuvent déterminer cet accident; avant leur sortie, le resserrement de ce viscère a lieu d'une manière trop uniforme pour qu'on ait à

(1) Essais et observations de physique et de médecine de la Société d'Édimbourg, vol. II, art. 34.

redouter un pareil événement. Il faut admettre aussi une disposition de texture qui favorise cette rupture. Avant l'accident, le doigt, porté au col utérin, reconnaît la tête qui s'engage ou reste au-dessus du détroit selon les dimensions du bassin. En parcourant l'abdomen, on distingue le globe utérin avec sa forme ordinaire. Si, dans une contraction violente, favorisée par une mauvaise position de la femme, l'utérus vient à se rompre, à l'instant une partie de l'enfant passe par la crevasse; il peut même y passer tout entier. Ce viscère tend par ses contractions à revenir sur lui-même, et à reprendre sa forme primitive; aussi, dès qu'une partie du fœtus est sortie par l'ouverture artificielle, l'autre ne tarde pas à s'échapper par la même voie. Le toucher vaginal indiquera que la tête a quitté complètement le détroit, ou s'en est seulement éloignée, et la main, placée sur l'abdomen, reconnaîtra que les membres de l'enfant ou l'enfant tout entier sont au milieu des entrailles. Le peu d'épaisseur de la paroi abdominale et surtout de la ligne blanche, amincie pendant la grossesse, permet aisément de reconnaître les diverses parties du fœtus qui se présentent; l'utérus lui-même a perdu ses grandes dimensions, et sa rotondité n'existe plus.

Quand la rupture de la matrice a lieu, c'est au col ou dans le haut du vagin qu'elle s'opère; ce sont en effet les parties qui sont les moins soutenues, et celles sur lesquelles portent tous les efforts des contractions utérines. La rupture a moins souvent lieu vers le bas-fond ou sur les côtés; on l'observe cependant quelquefois à la partie postérieure, qui est moins bien appuyée.

Nous terminerons en rapportant un cas de rupture de matrice qui eut lieu dans la nuit du 9 au 10 thermidor an XII, et qui fut la cause d'un grand procès entre Baudelocque, qui avait assisté la malade, et Sacombe, auteur de la *Lucine* française, qui, pour se faire une réputation, voulait battre en brèche celle du premier accoucheur de l'époque.

Madame Tardieu était accouchée une première fois d'une petite fille qui vint au monde bien portante, quoique le bassin de sa mère fût très-étroit. Cette dame accoucha deux autres fois d'enfants morts, et toujours avec de grandes difficultés. A sa quatrième grossesse, Baudelocque fut chargé de l'accoucher. Cette dame, après quelques heures d'un travail pénible, se laissant aller à son impatience, prit des attitudes qui nuisaient à l'action de l'utérus. Elle se jetait sans aucune précaution tantôt à droite, tantôt à gauche; se ployait en arrière et faisait ainsi saillir le globe utérin.

Baudelocque, qui, après l'avoir touchée, avait reconnu l'étroitesse du bassin, s'apercevant que la tête de l'enfant qu'on croyait mort, car il ne remuait plus depuis quelques jours, commençait à s'engager, espérait qu'avec du temps et de la patience la tête pourrait traverser l'obstacle que présentait le diamètre antéro-postérieur du bassin; mais madame Tardieu étant descendue de son lit pour se promener, fut prise tout-à-coup d'une douleur très-aiguë : elle se jeta aussitôt à la renverse sur son lit qu'elle venait de quitter. Dans ce mouvement brusque et irréfléchi la matrice se rompit; à l'instant il survint des nausées, des vomissements; le visage se décolorait à vue d'œil, et le pouls s'affaiblissait rapidement. La tête du fœtus, auparavant très-accessible au toucher, s'était éloignée du centre du bassin, et retirée vers la fosse iliaque gauche; les pieds, sortis par la crevasse de la matrice, flottaient au milieu des entrailles placés immédiatement sous les enveloppes du ventre. On alla sur-le-champ chercher les pieds, et le corps de l'enfant fut amené sans trop de difficultés; mais la tête ne put traverser le détroit supérieur. Quelques précautions qu'on eût prises, les tractions opérées pour tenter de la faire des-

cendre dans l'excavation amenèrent le décollement, accident qui vint singulièrement compliquer cette scène de
douleur et de désolation. Il fallut avoir recours à la céphalotomie. La rupture de l'utérus avait eu lieu à trois heures
du matin: ce fut seulement à trois heures de l'après-midi et
après une foule d'accidents fâcheux que l'opération fut terminée.

L'autopsie fit voir qu'il existait une ouverture semi-lu-
naire et transversale à la paroi antérieure et inférieure de
la matrice, au-dessus de l'insertion du vagin; une extrémité
de cette ouverture s'étendait antérieurement vers le corps
de la matrice, et l'autre se prolongeait sur le côté droit de
ce viscère.

Le détroit supérieur présentait trois pouces moins un
quart d'avant en arrière, le diamètre transversal cinq pouces
moins un quart.

Dans quelques cas on peut, lorsque la grossesse est déjà
avancée, reconnaître par la palpation du ventre le peu d'é-
paisseur de l'utérus ; le médecin peut alors redouter justement la rupture de ce viscère, et doit, pendant le travail de
l'accouchement, prendre toutes les précautions que lui dic-
tera la prudence.

DU TOUCHER ANAL.

M. Velpeau, dans son ouvrage sur les accouchements, a consacré un court chapitre au toucher anal. Il se plaint avec raison de ce que le toucher par le rectum est trop négligé en tokologie et en chirurgie. La science doit surmonter toutes les répugnances pour arriver à la découverte de la vérité et parvenir à constater un état morbide de la connaissance duquel peut dépendre la vie du malade. Dupuytren, Boyer, Dubois, et bien d'autres, ne craignaient pas de recourir, quand il le fallait, à ce moyen d'exploration. Tout sentiment de dégoût doit disparaître quand il s'agit de sauver un malade; le médecin, le chirurgien, sont les hommes de la science; pour eux, l'intérêt de l'humanité, le salut des malades doit l'emporter sur toute autre considération.

Il est plusieurs circonstances dans lesquelles on doit exclusivement faire usage du toucher anal.

Chez les jeunes filles atteintes d'une inflammation de l'utérus accompagnée de leucorrhée, le toucher par le fondement fera suffisamment connaître l'état d'engorgement soit du col, soit du corps même de ce viscère; la portion que l'on distinguera à travers la paroi intérieure du rectum permettra d'apprécier l'ensemble de cet organe.

Chez les jeunes personnes chlorotiques et dont l'utérus est le plus souvent malade, si les douleurs sont de nature à inspirer de l'inquiétude, le toucher anal fera connaître l'état dans lequel se trouve la matrice.

Il y a environ deux ans, une jeune personne de dix-huit ans, malade depuis quelque temps, éprouvait des douleurs dans le bassin et la région lombaire : l'écoulement menstruel, sans être complètement interrompu, était cependant très-irrégulier. Le médecin ordinaire toucha la malade en introduisant le doigt dans le vagin. Appelé en consultation quelques jours après, j'appris ce qui avait été fait : on me proposa de toucher de nouveau pour m'assurer de l'état de la matrice. Je n'en fis rien, jugeant qu'il y avait eu imprudence à le faire une première fois. Si j'avais jugé que l'utérus fût malade, le toucher anal m'aurait suffisamment éclairé sur ce point. Pareille imprudence fut commise sur une de mes clientes qui avait fait une chute sur les reins, et près de laquelle fut appelé en mon absence un médecin qui pratiqua sans nécessité aucune le toucher par le vagin.

Lorsque chez une personne nubile on suppose un vice de conformation, le toucher anal suffira le plus souvent pour faire connaître les dimensions du bassin, l'état du sacrum trop courbé ou trop droit : le doigt arrivera facilement au corps des pubis, et l'on pourra s'assurer si le diamètre antéro-postérieur est resserré. Il sera également facile, chez la jeune personne, de découvrir, par ce moyen d'exploration, s'il existe des tumeurs ou des exostoses dans cette filière osseuse.

Lorsque dans les premiers mois de la grossesse le toucher ordinaire ne peut pas encore apprécier le développement du corps utérin, le toucher anal ne sera pas moins utile. Le doigt, introduit très-profondément, reconnaîtra l'évasement du corps de ce viscère, sa plus grande hauteur, et contribuera ainsi à augmenter le nombre des signes dont peut avoir besoin l'accoucheur dans cette circonstance.

Dans les cas d'antéversion, de rétroversion, le toucher

14

anal est encore indispensable pour bien constater le degré de cette maladie.

OBSERVATION.

Le 1ᵉʳ décembre 1838, la nommée Thérèse ***, âgée de trente ans, se présenta au toucher dans notre amphithéâtre. Nous reconnûmes chez elle tous les signes indicatifs d'accouchements antérieurs, mais aucun de ceux qui auraient pu indiquer une nouvelle grossesse.

Le col utérin était dirigé en avant, à un pouce et demi de l'arcade pubienne; le doigt, porté en arrière, reconnaissait le corps de l'utérus incliné vers le sacrum. Pour mieux apprécier cette position, le doigt fut introduit dans l'anus, à trois pouces de profondeur; à cette hauteur on put distinguer le bas-fond de l'utérus qui s'appuyait sur la paroi antérieure du rectum. Cette disposition de rétroversion fut constatée par tous les élèves.

Dans les cas de renversement de l'utérus où cet organe se retourne sur lui-même, le toucher anal sera encore d'un grand secours, car le doigt pourra se porter sans obstacle vers les pubis, et constater que la place occupée précédemment par l'utérus est vide.

Le toucher anal n'est pas moins important dans les grossesses extra-utérines : l'emploi de ce moyen d'exploration est indiqué par les doutes qui s'élèvent dans l'esprit du praticien qui veut arriver à établir un diagnostic.

Lorsqu'au moment de l'accouchement le cuir chevelu bombe à travers le col utérin par le fait de l'accumulation des fluides épanchés au-dessous, et qu'on veut s'assurer si la tête est engagée au détroit supérieur et si l'application du forceps est nécessaire, le toucher vaginal pourrait quelquefois induire en erreur ; le toucher anal permettra d'éviter toute méprise.

Enfin, dans les cas d'engorgement squirrheux où le col est peu développé, comparativement à l'utérus lui-même, le toucher anal apprécie les dimensions et la hauteur de cet organe dans le cas où l'on voudrait extirper le col ; il indique si le corps de la matrice est susceptible de pénétrer dans l'excavation du bassin. Nous avons vu dans un hôpital de Paris une femme chez laquelle on n'avait pas cherché à reconnaître les dimensions de cet organe : après s'être livré inutilement à des efforts inouïs pour le faire descendre, on fut obligé de renoncer à l'opération. Cependant le toucher anal, aidé par le toucher abdominal, aurait pu apprendre qu'il ne fallait pas la tenter.

Dans une foule de circonstances qu'il serait trop long d'énumérer, l'emploi du toucher anal est indispensable. Ce sujet est presque neuf, considéré sous le rapport tokologique ; il deviendra sans aucun doute le sujet d'utiles et savantes discussions.

En terminant cette monographie, j'éprouve le besoin d'exprimer à M. Spiegel, élève en médecine et prevôt de ma salle d'accouchements, ma vive satisfaction et mes remerciments pour le soin et le zèle avec lesquels il a dirigé la pratique du toucher dans mon amphithéâtre.

FIN.

TABLE DES MATIÈRES.

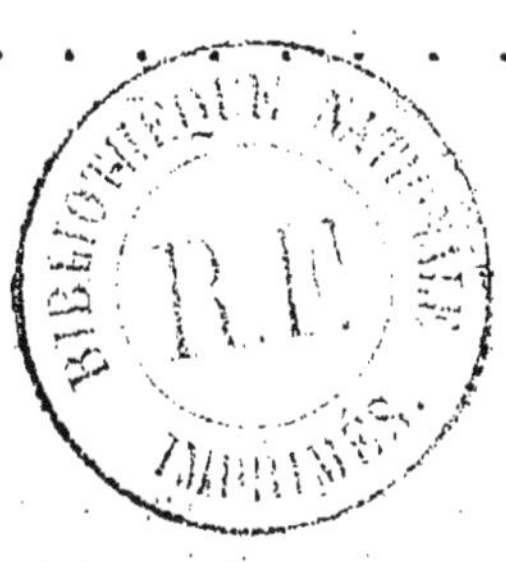

FIN DE LA TABLE.